W0368778

INHALT

Vorwort Corinna Gessner ... 9
Vorwort Annette Müller ... 13

Meine Geburt, meine schrecklich schöne
Kindheit und Kriegsbeginn ... 19

Buchstabe für Buchstabe –
ein mit der Hand geschriebenes Buch ... 21

Mitten in den Wirren des Krieges ... 49

Kriegsende und rasanter Wiederaufbau ... 71

Rolle vorwärts: Reise in die USA
Anya wartet schon auf uns ... 107

Rolle Rückwärts: Der tödliche Autounfall, mein Leben
als Witwe und ein neuer Mann: Emil ... 129

Heirat und die Geburt meiner Tochter ... 175

Meine Drei-Tage-Ehe ... 185

Mit Hans in den Ashram nach Indien ... 189

Knochenbrüche, mehrere Operationen
und die leidigen Folgen ... 213

Nachwort Annette Bokpe ... 237

ZITA KAPPLER
mit Cornelia von Schelling

Alles ist gut

nach einem langen, bunten
und verrückten Leben

SAN ESPRIT
VERLAG

Vielleicht ist es mir ja gelungen, jetzt mit meinen 94 Lebensjahren etwas aus meinem Fluss des Lebens herausgefischt zu haben, das den Menschen für ihr Leben dienlich sein kann.

Zita Kappler

Vorwort von

Corinna Gessner

Es ist mir eine große Ehre und Freude das Vorwort zu Zitas Autobiografie schreiben zu dürfen. Zugleich ist es beglückend und fesselnd an Zitas Lebenserfahrungen teilzuhaben und zu sehen wie sie ihr Leben mit seinen verschlungenen und sehr speziellen Schicksalswegen und Schicksalsschlägen gemeistert hat und welch wunderbare Früchte sie daraus hervorgebracht hat.

Als homöopathische Ärztin habe ich bei der ausführlichen Anamneseerhebung, das heißt, dem Erfragen der biographischen Geschichte meiner Patienten immer wieder feststellen dürfen, wie sehr eindrückliche und/oder einschneidende Erlebnisse und Ereignisse in ihrem Leben ihre Gesundheit beeinflusst haben. Relativ früh mit etwa 15 Jahren hatte ich beschlossen, Ärztin und Hirnforscherin zu werden, weil ich fasziniert war von biologischen und biochemischen Vorgängen im menschlichen Körper und weil ich ergründen wollte, wie das menschliche Denken funktioniert. Als junger Mensch mit spirituellen Erfahrungen und mit Fragen nach dem eigentlichen Sinn des Lebens war mir klar, dass Seele, Geist und Materie sich wechselseitig beeinflussen. Ich war bestrebt, diese Zusammenhänge und Interaktionen zu erforschen, zu erkennen und zu verstehen.

Goethes Faust war damals eine meiner Lieblingslektüren: »... dass ich erkenne was die Welt im Innersten zusammenhält, schau alle Wirkenskraft und Samen, und tu' nicht mehr in Worten kramen...« *(Faust Monolog)*.

Mir ging es dann am Ende des Medizinstudiums wie Goethes Faust: »Da stand ich nun ich armer Tor und war so klug als wie zuvor.«

Die Frage warum ein Mensch krank wird oder vielmehr, was einen Menschen gesund erhält oder heil werden lässt, wurde mir im universitären Medizinstudium nicht beantwortet. Doch glücklicherweise befasste ich mich bereits während meines Studiums auch mit außeruniversitären Therapieverfahren, u.a. intensiv mit der klassischen Homöopathie. Der Homöopathie haben meine Patienten und ich viele wunderbare Heilungen zu verdanken. In Praxen und Kliniken wandte ich die Homöopathie erfolgreich an. Doch immer wieder stieß ich auch an Grenzen, wo weder die leitlinienorientierte Schulmedizin, noch die Homöopathie, noch die Spagyrik, Orthomolekularmedizin oder Hypnose nachhaltig helfen konnten. Nach über 30 Jahren ärztlich therapeutischer Erfahrung suchte ich weiter nach einer einfacheren und doch wirkungsvollen Heilmethode.

Während ich noch als Klinikärztin mit chronischen Schmerzpatienten arbeitete, kam ich in Kontakt mit der École San Esprit in der neben Annette/Neti eine außergewöhnliche, faszinierende, über 90 jährige Dame, nämlich ihre Mutter Zita, auf wunderbare Art und Weise Schülerinnen und Schüler im geistigen Heilen unterrichtete. Bei ihnen lernte und erfuhr ich, wie wir andere

Lebewesen Kraft unseres Geistes durch unsere Intention und mittels göttlicher Gnade heilen können. Echtes Heilen bedeutet ausnahmslos immer, den Selbstheilungskräften (= Fausts Wirkenskraft) des zu behandelnden Lebewesens einen oder mehrere stärkende oder Blockaden lösende Impulse zu geben, sodass die Selbstheilungskräfte in der Lage sind das gestörte System wieder in die ursprünglich, göttlich Ordnung zu bringen oder anders ausgedrückt: der gestörte Energiefluss des Lebewesens wieder harmonisch fließen kann.

In der ÉCOLE SAN ESPRIT fand ich dank Zitas und Netis Worten und Wirken wichtige Antworten auf meine früheren Fragen von vor zum Teil über vier Jahrzehnten. Es fügten sich mir wichtige Erkenntnis-Bausteine über das Zusammenspiel von Seele, Geist und Körper wie in einem Puzzle zu einem faszinierenden Gesamtbild zusammen – in einer Weise, die ich mit rein intellektuellem Denken nicht für möglich gehalten hätte.

Ich bin erfüllt von Dankbarkeit, Demut und Freude, dass ich vom Leben das Geschenk erhalten habe, Zita, diesen außergewöhnlichen Menschen kennen und lieben zu lernen und die bei ihr und ihrer Tochter erlernte Heilmethode des geistigen Heilens zum Segen möglichst vieler Lebewesen anwenden zu dürfen.

Ich wünsche mir, dass möglichst viele Menschen Zitas Lebensbuch lesen, um von ihrer Weisheit zu profitieren.

Corinna Gessner, Ärztin

Vorwort
von ***Annette Müller***

Irgendwann war klar, meine Mutter würde wohl irgendwann nicht mehr bei uns sein. Bei uns allen! Und das sind viele, viele Menschen. Noch heute, mit ihren 94 Jahren ist sie immer noch ab und zu beim Unterricht dabei und ab und zu unterrichtet sie sogar noch. Sie redet in der letzten Zeit immer öfter und eindringlicher davon, dass wir nicht der Körper sind, sondern dass wir einen Körper haben. Sie spricht eindringlich darüber, dass wir Menschen vollkommen sind und wir uns selbst als Kinder Gottes betrachten und sehen sollen.

Und wenn sie redet, sind alle still. Zita ist eine viel beachtete und hoch geschätzte Persönlichkeit, die viele Menschen beeindruckt und denen sie ein Vorbild ist.

Wer ist Zita Kappler? Sie ist meine Mutter. Wer bin ich? Ich bin Annette Müller. Im Jahr 2004 hatte ich einen Autounfall mit einer Halswirbelsäulen-Verletzung die mich auf dramatische Weise in eine Abwärts-Spirale hineinkatapultierte. Meine Mutter drängte mich dazu, zum Heiler zu gehen, nachdem ich vergeblich Hilfe bei Schul- und Alternativmedizin gesucht hatte. Daraus entwickelte sich für mich, für meine Mutter, meine Tochter und für viele andere Menschen eine ganz andere Zukunft. Die Weichen wurden neu gestellt.

Nachdem ich wider Erwarten Hilfe durch Geistiges Heilen gefunden hatte und meine Gesundheit sich erholen konnte, wurde ich selbst Heilerin. Über diese aussergewöhnliche Wendung des Schicksals schreibe ich in meiner Autobiographie: »Ich geh den Weg der Wunder«. Ich schildere meine Weg zur Heilerin, zur Gründung der ersten stationären Klinik für Geistiges Heilen in Deutschland und die Gründung der Internationalen Heilerschule ÉCOLE SAN ESPRIT, die an diese Klinik angeschlossen ist. An dieser Schule unterrichtet meine Mutter wie man O-Beine und X-Beine gerade macht, wie man an einem Hallux Valgus arbeitet und sie unterrichtet auch Morphic Renaissance – das ist eine von mir entwickelte Methode um in der Zeit zurück zu reisen, vor den Zeitpunkt der Empfängnis, um seinen vorgegeben, ererbten Weg zu verändern. Das klingt abgefahren, nicht wahr? Das ist es auch.

Zu ihrem 90. Geburtstag flog Zita nach Los Angeles um bei ihrer Enkelin zu feiern. Mit 92 flog sie noch mit nach Indien um am ersten »Heiler Ohne Grenzen« Camp mit dabei zu sein. Ihren 93. feierte sie mit 80 Personen in unserem nur kurz betriebenen Heiler-Zentrum in München-Schwabing. An diesem Tag hielt sie ihre sehr begehrte, geführte Chakra-Meditation ab und erntete einen riesigen Applaus dafür. Ihren 94. Geburtstag feierten wir im unvergesslichen Jahr 2020 in trauter Dreisamkeit. Sie ist geistig fit, wirkt sehr jung und attraktiv. Sie ist sehr vielen Menschen ein ganz großes Leitbild, wenn sie etwas sagt, dann hängt man an ihren Lippen, was sie sagt geht unter die Haut, oft direkt ins Herz.

Deshalb hatte ich Zita gebeten uns allen, als kostbare Erinnerung, ihre Weisheiten in Form eines Buches zu widmen. Doch meine Mutter hat ihren eigenen Kopf und sie begann ihre Lebens-Geschichte aufzuschreiben, mit der Hand! Und so haben wir heute ein Werk vor uns, in dem sie uns als Zeitzeugin mit auf eine Reise in die Vergangenheit nimmt. Verpackt in diese Autobiographie ist ihre eigenen Bewusstwerdung spiritueller Lehren und Weisheiten. Die Worte »Alles ist gut« wählte sie als Titel des Buches, weil sie diese in einer Vision sah. Während einer Meditation kamen diese Worte Buchstaben für Buchstaben aus dem Himmel auf sie zugeflogen. Das Titelbild hat sie selbst gebastelt.

Auf dem Weg meiner Genesung spielte meine Mutter eine wichtige Rolle. Ihr habe ich es zu verdanken, dass es mir heute besser denn je geht. Und sehr viele Schüler und Absolventen der Heilerschule und auch Geheilte äussern immer wieder ihren Respekt und ihre Achtung gegenüber Zita. Hier sind einige Aussagen von Schülern, Absolventen und Dozenten, die sie sehr wertschätzen:

»Zita beeindruckt mich durch ihr hohes Alter. Sie wirkt zart und zerbrechlich, dennoch jugendlich, lebendig, humorvoll; fast schon übermütig.«

»Etwas Zeitloses, Weises, Reifes scheint durch sie hindurch. Sie nimmt teil, ist interessiert und hat ganz viel zu sagen. Um 21 Uhr ist sie noch viel fitter als ich, das ist für mich ein Wunder.«

»Sie ist eine hellwache, kritische Beobachterin, die Dinge mit Hand und Fuß, klar und deutlich auf den Punkt bringen kann.«

»Wenn sie den Raum betritt füllt sie ihn aus. Für mich hat sie eine Größe, die ich gar nicht mit Worten ausdrücken kann. Sie scheint eine endlose Kraft zu haben. Nicht nur auf der physischen Ebene, sondern auch in den anderen. Möglicherweise hat sie sich diesen Körper ausgesucht um uns allen zu zeigen was wir alles jenseits dieses materiellen Körpers vermögen. Sie bringt Inspiration in die Welt, lenkt die Menschen zu ihrer inneren Größe, also zu sich selbst und das ist es was wir gerade dringend brauchen.«

»Als ich Zita erstmals begegnet bin, war ich gleich in Resonanz. Ich spürte, diese Schule ist nicht nur eine Schule, diese Schule hat eine Seele. Mit ihrer Reinheit, Weisheit und Leichtigkeit ist sie mir ein Vorbild und ich wünsche mir, dass sie 120, besser 140 Jahre alt wird.«

»Jedesmal, wenn ich von der Ausbildung nach Hause komme, rufe ich meine Eltern an und erzähle ihnen. Insbesondere von Zita. Ich kenne keinen anderen Menschen in diesem hohen Alter, der aus dem Stegreif einen klaren, strukturierten Vortrag von fast zwei Stunden halten kann, der alle in den Bann schlägt. Alle sind mucks-mäuschen still, lauschen und staunen.«

»Ich war 2018 mit Zita in Indien und war sehr beeindruckt von der Art und Weise, wie sie mit allem was dort geschehen ist umgegangen ist. Ich würde auch sehr gerne in dieser Größe so alt werden.«

»Ich habe Zita auf den Heilertage im Chiemgau erstmals kennengelernt. Ich wusste von Fotos, das ist die Mutter von Annette

Müller. Ihre Ausstrahlung war so stark, dass ich sogar Herzklopfen hatte.

Im Unterricht war sie streng und diszipliniert. Ich hatte das große Glück viele tiefe, persönliche Gespräche mit ihr zu führen und mein Eindruck ist, dass sie die Verbindung im Hier und Jetzt zur Geistigen Welt verkörpert.«

Und mit diesem Vorwort sage ich Danke an meine Mutter, der ich tatsächlich zwei Leben zu verdanken habe.

Annette Müller

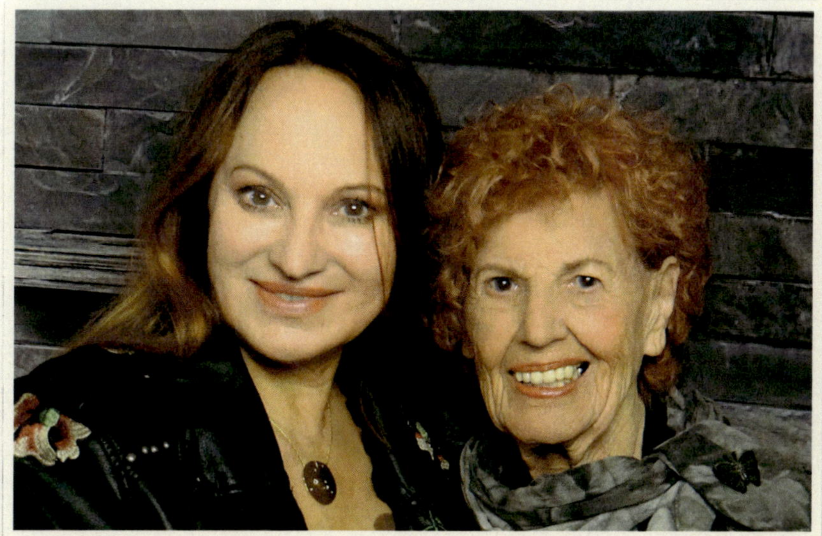

| Annette Müller mit Zita Kappler

Meine Geburt, meine schrecklich schöne Kindheit und Kriegsbeginn.

Wiederholt wurde ich von meiner Tochter gebeten, meine Lebensgeschichte aufzuschreiben. Auch Freunde wandten sich an mich: 90 Jahre selbst erlebte Zeitgeschichte – das müsse ich erzählen, denn wer könne das heute noch authentisch vermitteln? Nur noch sehr wenige Menschen!

Irgendwann griff ich zum Telefon und rief meine Enkeltochter Anya in Amerika an. Ich wollte unbedingt von ihr wissen, wie sie, meine geliebte Enkelin, zu diesem Vorhaben stand. Interessierte sie meine Autobiographie? Zu meiner Überraschung stimmte sie dem Buchprojekt sofort begeistert zu. Zum einen würde es ihre nunmehr fast dreißigjährige Neugierde befriedigen – endlich schildert ihre Großmutter eingehend ihr sehr langes, bewegtes Leben! Zum anderen überzeugte Anya die Vorstellung einer Lebensgeschichte, die weder eine gezielte Absicht verfolgte und noch mit einer politischen Motivation verbunden war.

Auf meine Frage, »Und wie mache ich das?« kam von ihr die spontane Antwort: »Schreibe einfach, setze Buchstabe für Buchstabe.«

Kaum gesagt, mussten wir beide sehr lachen, ich glaube unser Lachanfall dauerte ganze fünf Minuten – sie am Telefon in den USA, ich in München. Wir stellten im selben Moment etwa dieselbe Frage: Wie groß muss die Schlange der Erinnerungen wohl sein, die aus eigenem Impuls, aus der Quelle der schöpferischen Energie Buchstaben formt und diese dann zu Wörtern und Bildern zusammenfügt? Wie groß die Kraft der Rückschau, die dank ihrer Macht, Tag und Nacht mein Leben formen und bestimmen wird? Wie dick mag wohl das Knäuel meines Lebensfadens sein, den ich mir gewickelt habe im Laufe meiner heute 94 Jahre, Buchstabe für Buchstabe? Und ja, sie hat recht. – Jede Reise beginnt mit dem ersten Schritt.

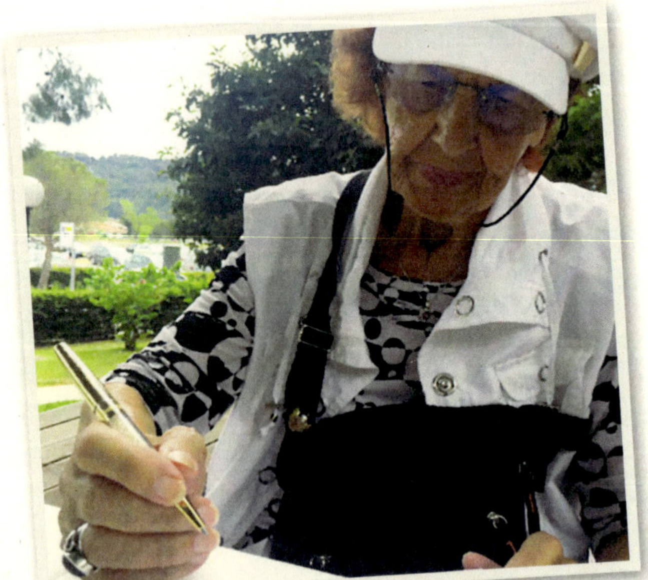

| Buchstabe für Buchstabe – ein mit der Hand geschriebenes Buch

Buchstabe für Buchstabe – ein mit der Hand geschriebenes Buch

Eigentlich gehe ich nicht gerne in die Vergangenheit zurück. Vieles habe ich vergessen oder verdrängt, vieles interessiert mich überhaupt nicht mehr und doch gehört alles, was ich erlebt und erfahren habe, zu meinem Leben und hat mich geprägt. Ich habe gelernt, dass Vergangenheit sich weder verleugnen noch verändern lässt. Tränen der Reue kann man wegwischen, doch der Schmerz bleibt tief im Inneren verankert. Auch Verzeihen kann eine Tat nicht verändern oder besser machen, Geschehenes ist geschehen.

Vor dem Hintergrund dieser Erkenntnis, mache ich jetzt auf vielseitigen Wunsch hin, eine mächtige Rolle rückwärts und beginne.

Es war der 15. November 1926, als man in Köln Lindenthal eine Frau in die Frauenklinik einlieferte. Sie stand kurz vor der Entbindung, sie blutete, weinte und schrie. Ihr Zustand war so schlimm, dass man sie schnellstens in die Not-OP brachte, um sofort einen Kaiserschnitt durchzuführen.

Noch bevor die Narkosemaske, die damals für Ätherbetäubung üblich war, über ihr Gesicht gestülpt wurde, sagt sie: »Es wird ein

Mädchen, gebt ihr den Namen Zita«.

Ja, es war tatsächlich ein Mädchen, das operativ aus dem Bauch der Mutter herausgeholt wurde und das nun, anstelle ihrer Mama, in die neue Welt hinein schrie, in die sie gerade geboren wurde. UND DAS WAR ICH, ZITA.

Doch es gab keine Mama, in deren Arm ich gelegt wurde. Keine Mama, die mich nach den überstandenen Strapazen liebevoll angelächelt hätte, denn meine Mama war schon während der OP verstorben. Weg, einfach weg. Und mein Vater war nicht da, als ich geboren wurde, weil er als Berufsjockey genau an diesem Tag an einem Rennen in einer anderen Stadt teilzunehmen musste.

In Windeln und Decken gepackt, blieb ich in der Klinik, bis mich meine Oma und eine Schwester meines Vaters abholten. Sie wurden per Telegramm von meinem Vater aus Frankfurt am Main herbeigerufen. Man hatte schon am Tag meiner Geburt eine Nottaufe gemacht. Meine Mutter wurde sehr schnell danach beerdigt. Mit mir im Gepäck fuhren Oma und Tante mit dem Zug zurück nach Frankfurt am Main. Meine Oma erzählte mir gerne die Geschichte, was geschah, als sie mit mir in Frankfurt angekommen waren. Damals war es üblich, dass auf den Bahnsteigen die Gepäckträger standen. Sie waren den Reisenden beim Einsteigen und Aussteigen behilflich, indem sie selbst in die Waggons stiegen und dort mit anfassten. Einer der Gepäckträger war besonders emsig dabei, Gepäck aus dem Fenster zu werfen. Ein Gepäckstück konnte Oma gerade noch rechtzeitig aus seinen Armen retten – dieses Gepäckstück war ich, das Baby Zita.

Vor dem Frankfurter Hauptbahnhof stand eine einspännige Kutsche, die uns drei mit allem Drum und Dran ins Haus meiner

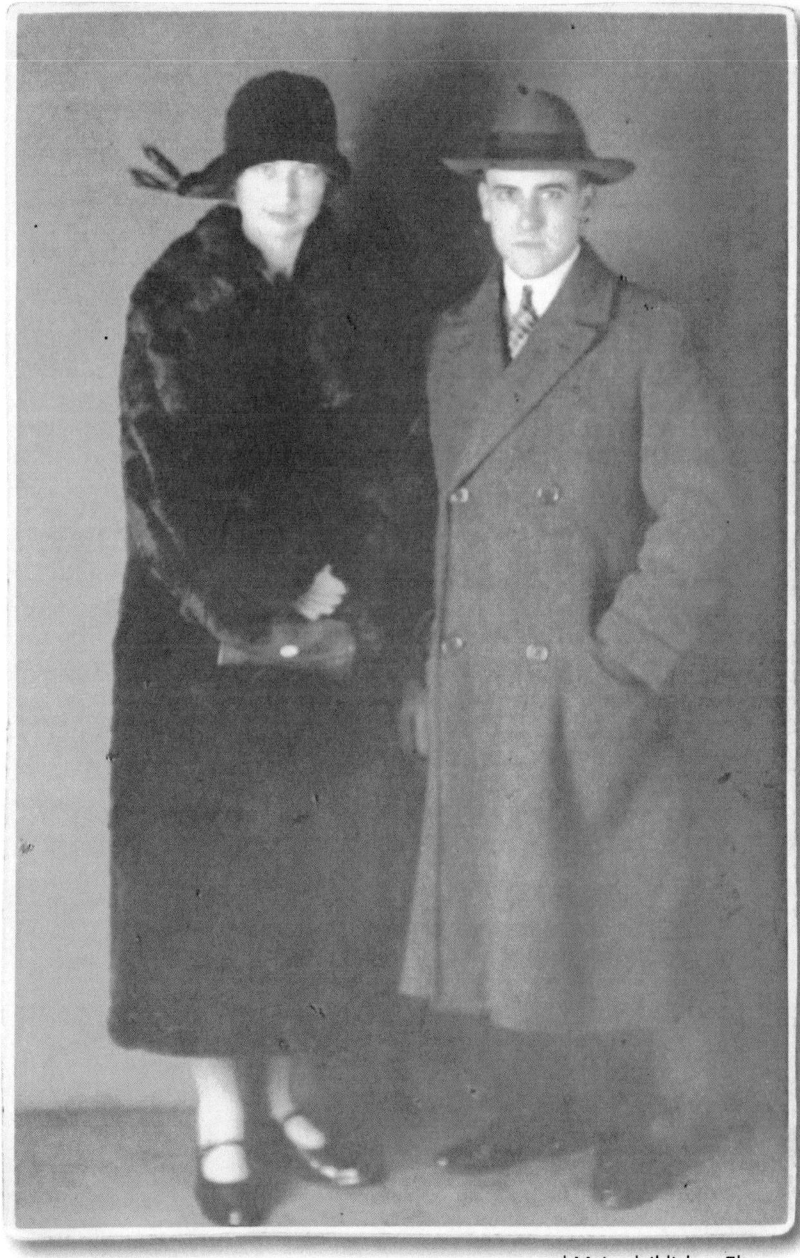

| Meine leiblichen Eltern

Familie kutschierte. Die Kutsche gehörte meinen Großeltern. Sie besaßen nicht sehr weit vom Frankfurter Hauptbahnhof, nahe der Galluswarte, ein großes Mehrfamilienhaus mit Hof und Hinterhaus. Im Hinterhaus hatten zwei Pferde samt Kutschen ihren Stallplatz, darüber wohnte das Dienstpersonal. Oma und Opa die aus Oberbayern stammten, betrieben im Erdgeschoss des Vorderhauses eine größere Gaststätte, damals nannte man das eine Wirtschaft. Meine Oma sorgte als ausgebildete Köchin dafür, dass in ihrem Hause gute, deftige und reichliche Hausmannskost auf den Tisch kam, wovon die Arbeiter aus den gegenüberliegenden Adlerwerken besonders profitierten. In den Adlerwerken wurden Fahrräder, Kraftfahrzeuge und Büromaschinen hergestellt. In der Wirtschaft gab es außerdem einen Billardraum, wo auch Kartenturniere gespielt wurden sowie einen weiteren Raum für Hochzeiten und Vereinsfeiern. Die Toiletten des Gasthauses befanden sich im Hinterhaus, die Toiletten, die zu den Wohnungen gehörten, im Treppenhaus. Es gab fließendes Wasser aus dem Hahn, und jeder Raum wurde mit einem Kohleofen beheizt.

Das also war das Elternhaus meines Vaters. Er blieb aber in Köln, gab jedoch dort seine eigene Wohnung auf und zog zu seinem Hosenschneider in Untermiete. Ein Jahr später heiratete er dessen Tochter. Sie war erst 17, er 35.

Zur Begrüßung des jüngsten Familienmitgliedes, das gerade mal einige Tage alt war, erschien neben Opa und seiner jüngsten Tochter, Tante Else, eine sehr schöne schillernde Persönlichkeit. Sie hatte Gesang und Schauspiel studiert, gastierte in Frankfurt, Berlin und Wien. Sie war mit einem jüdischen Weißwaren-Großhändler verheiratet. Das Ehepaar wohnte am Frankfurter

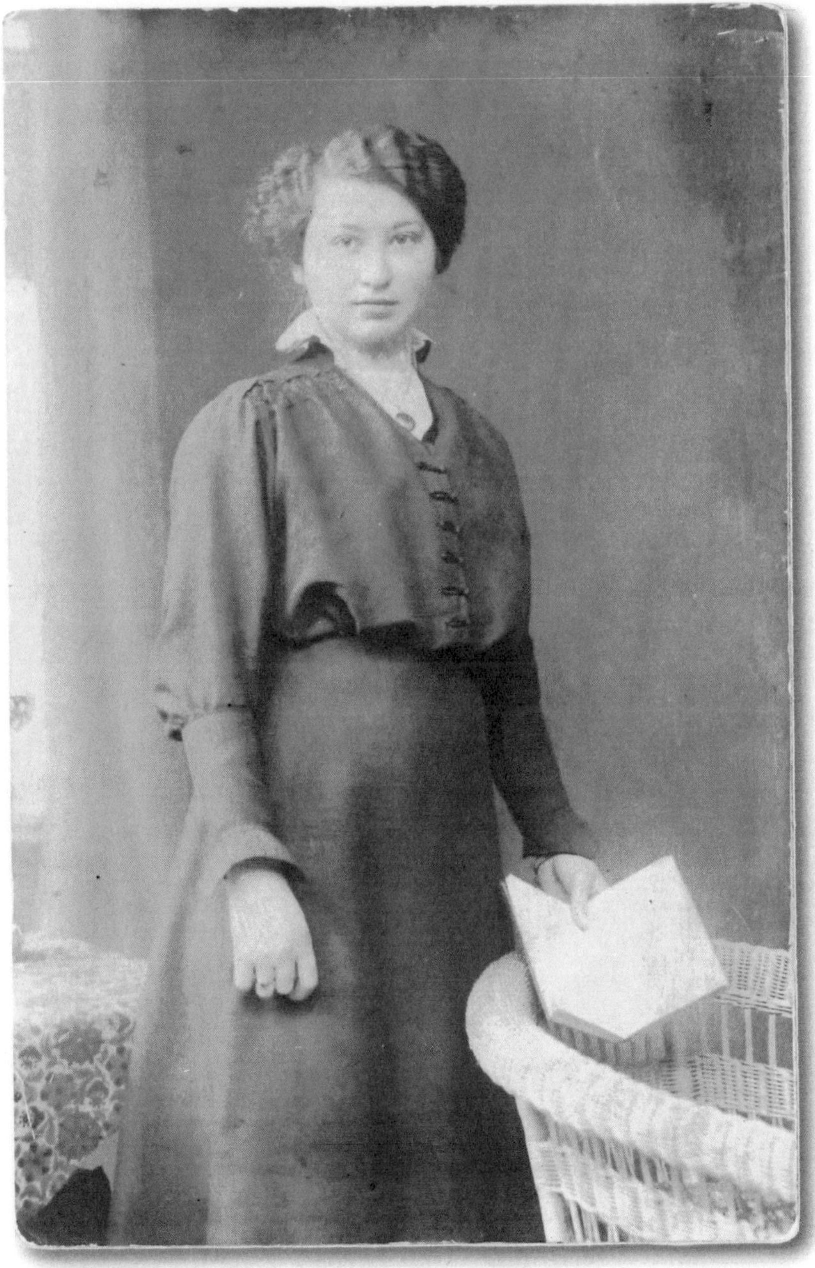

| Meine Mutter, die bei meiner Geburt starb

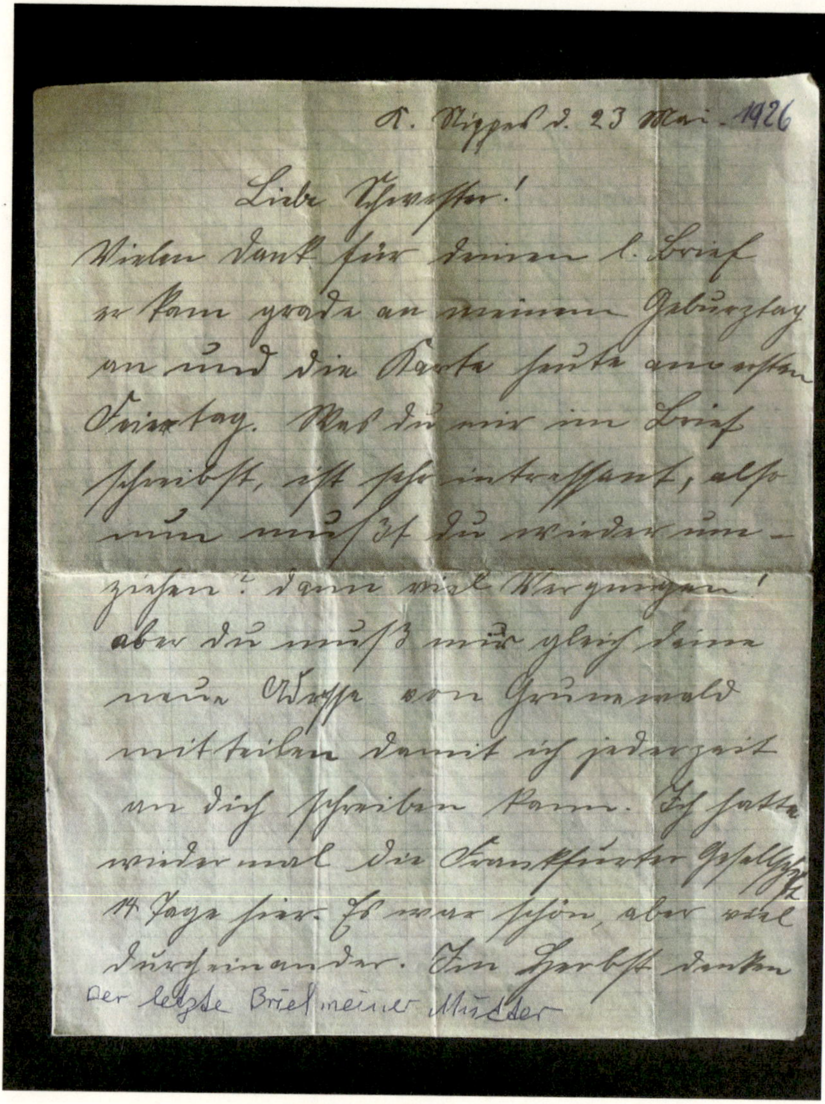
K. Nippes d. 23 Mai. 1926

Liebe Schwester!
Vielen Dank für deinen l. Brief
er kam gerade an meinem Geburtstag
an und die Karte heute am ersten
Feiertag. Was du mir im Brief
schreibst, ist sehr interessant, also
nun mußt du wieder um-
ziehen? dann viel Vergnügen!
aber du mußt mir gleich deine
neue Adresse von Grunewald
mitteilen damit ich jederzeit
an dich schreiben kann. Ich hatte
wieder mal die Frankfurter Gesellsch.
14 Tage hier. Es war schön, aber viel
durcheinander. Im Herbst denken

Der letzte Brief meiner Mutter

| Seite 1 aus dem letzten Brief meiner Mutter an ihre Schwester

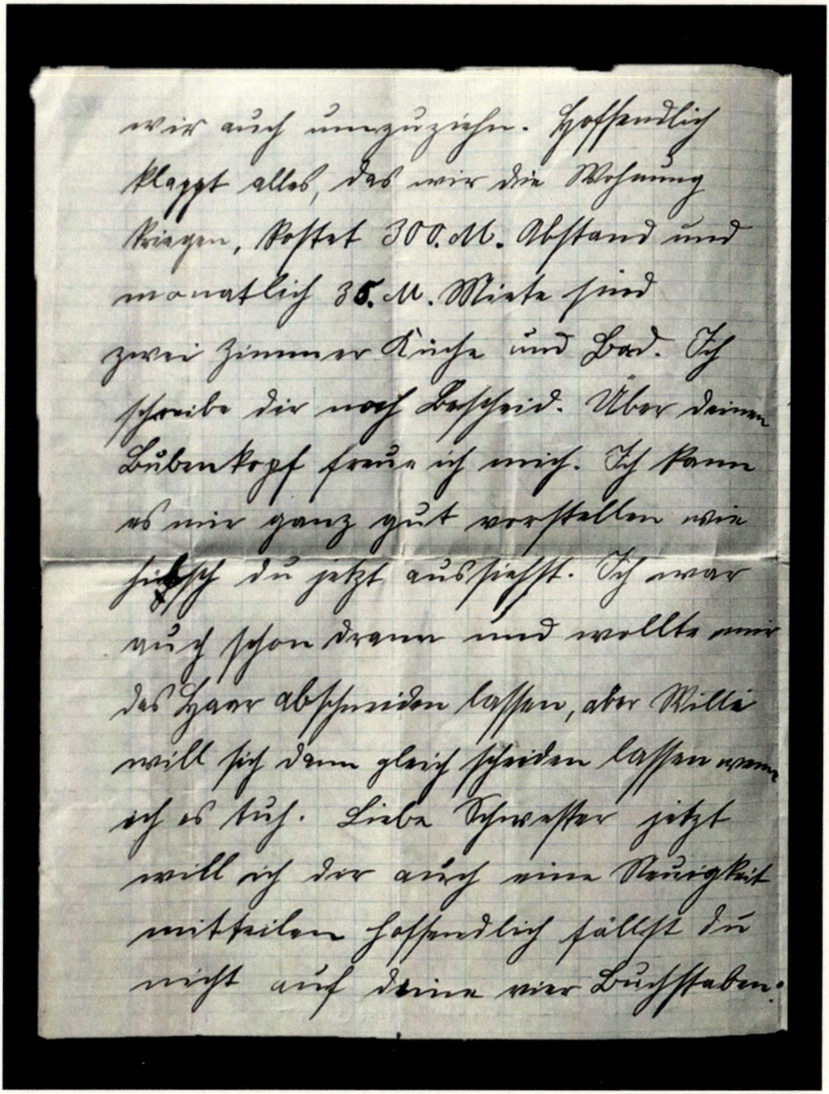

wir auch umzuziehen. Hoffentlich
klappt alles, das wir die Wohnung
kriegen, kostet 300. M. Abstand und
monatlich 35. M. Miete sind
zwei Zimmer Küche und Bad. Ich
schreibe dir noch Bescheid. Über deinen
Bubenkopf freue ich mich. Ich kann
es mir ganz gut vorstellen wie
hübsch du jetzt aussiehst. Ich war
auch schon dran und wollte mir
das Haar abschneiden lassen, aber Willi
will sich dann gleich scheiden lassen wenn
ich es tue. Liebe Schwester jetzt
will ich dir auch eine Neuigkeit
mitteilen hoffentlich fällst du
nicht auf deine vier Buchstaben.

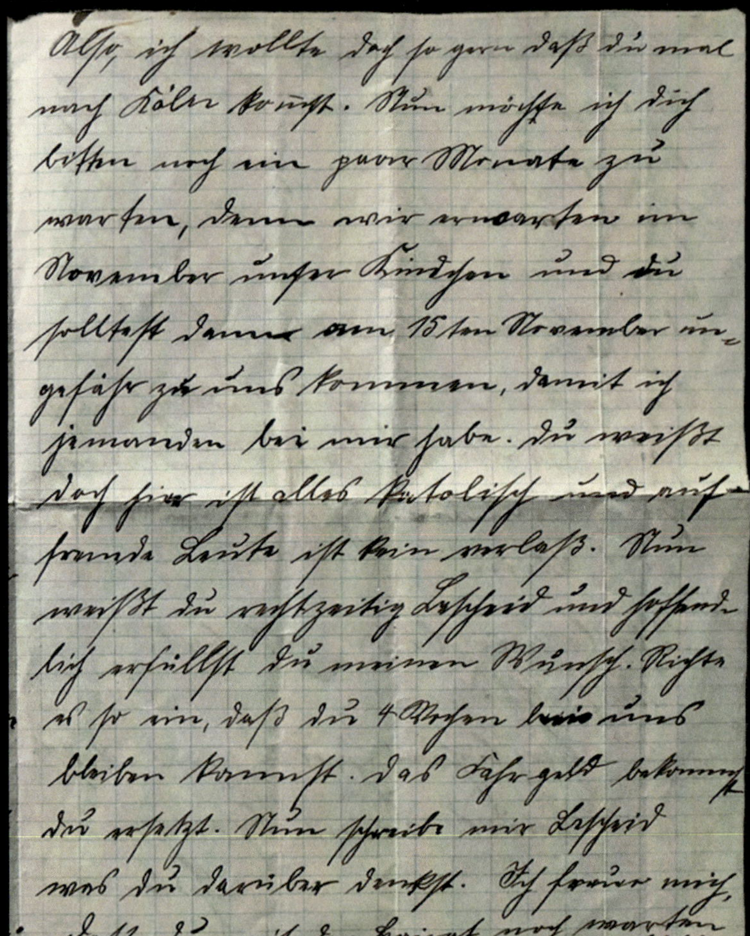

Also, ich wollte doch so gern dass du mal
nach Köln kommst. Nun möchte ich dich
bitten noch ein paar Monate zu
warten, denn wir erwarten im
November unser Kindchen und du
solltest dann am 15ten November un-
gefähr zu uns kommen, damit ich
jemanden bei mir habe. Du weisst
doch hier ist alles katolisch und auf
fremde Leute ist kein verlass. Nun
weisst du rechtzeitig Bescheid und hoffent-
lich erfüllst du meinen Wunsch. Richte
es so ein, dass du 4 Wochen ~~bei~~ uns
bleiben kommst. Das Fahrgeld bekommst
du geschickt. Nun schreibe mir Bescheid
was du darüber denkst. Ich freue mich,
dass du mit der Heirat noch warten
willst.

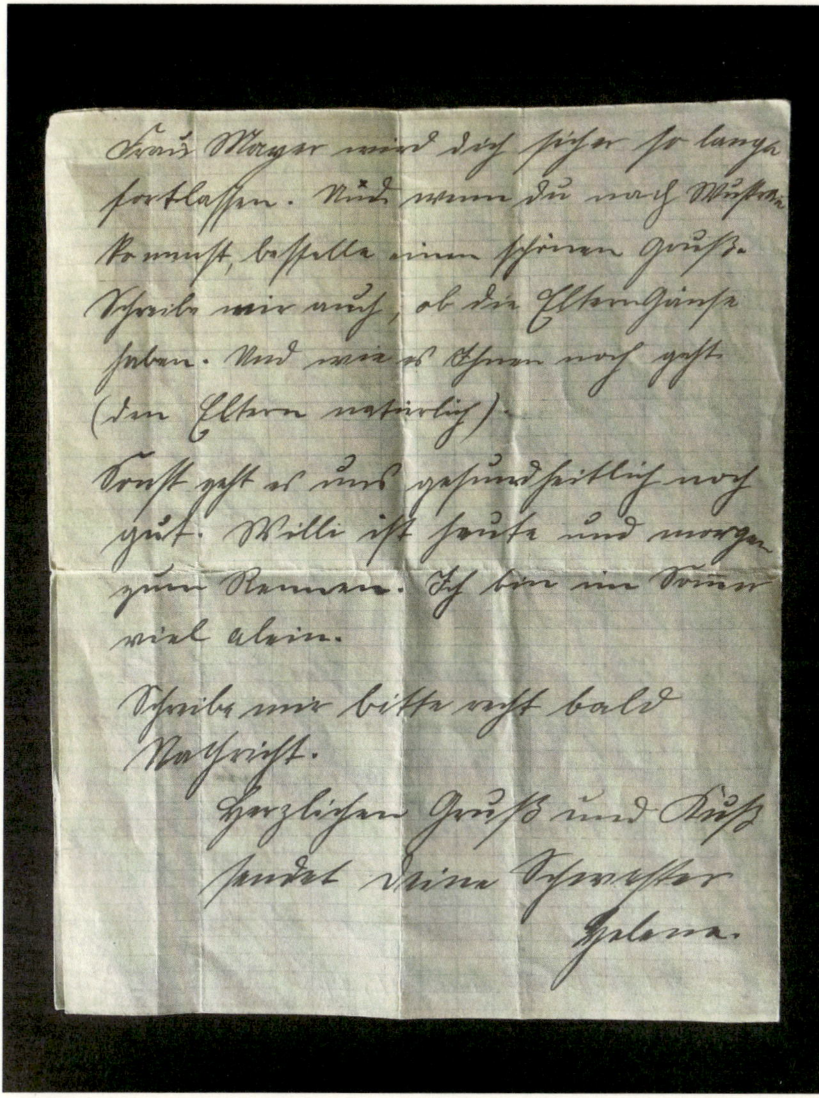

Frau Meyer wird dich sicher so lange
fortlassen. Und wenn du nach Münster
kommst, bestelle einen schönen Gruß.
Schreibe mir auch, ob die Eltern Gänse
haben. Und wie es ihnen noch geht
(den Eltern natürlich).
Sonst geht es uns gesundheitlich noch
gut. Willi ist heute und morgen
zum Rennen. Ich bin im Sommer
viel allein.

Schreibe mir bitte recht bald
Nachricht.

Herzlichen Gruß und Kuß
sendet Deine Schwester
Helene.

| Seite 4 aus dem letzten Brief meiner Mutter

Börsenplatz in einer riesigen Wohnung, wo auch gesellschaftliche Treffen stattfanden mit Musik und Gesang.

Nun mehr zu meinem Opa, ein ehemals preußischer Berufssoldat: Er sah aus wie Kaiser Wilhelm II. Spätere Fotovergleiche bestätigen das. Er hieß sogar Wilhelm. Er stammte aus Berlin, wo seine Eltern ein Hotel führten. Wie er über Bayern nach Frankfurt kam, hat mir niemand erzählt.

Überhaupt wurden wenige Fragen gestellt in dieser Familie. Nur das weiß ich: In Berlin traf er eine gelernte Köchin, bewunderte ihre enormen Kochkünste und verliebte sich in diese Frau – meine Oma.

Nach dem Ende seiner Dienstzeit heiratete er sie, um sich dann mit ihr selbständig zu machen. Erst in Berlin, dann in Frankfurt am Main.

Meine Oma hatte das Recht, im Haus zu herrschen und den Kochlöffel zu schwingen, das hieß damit zu dirigieren. Als Kind erlebte ich einmal, dass sie den Kochlöffel sogar gegen Opa erhob und auf ihn eindrosch. So war das! Es war damals vieles anders als heutzutage – die allgemeinen Gepflogenheiten unterschieden sich sehr von den jetzigen.

Die üblichen Kernsprüche meines Opas lauteten: »Das ist nun mal so«, »Man macht das so«, »Bei uns gibt's das nicht!« Niemand stellte sein rigoroses Auftreten infrage, denn die anderen Menschen waren selbst mit solchen Grundsätzen aufgewachsen.

Opa träumte von einem großen internationalen Hotel. Doch am Ende hatte er Jahre später ein kleines Hotel in Frankfurt, am Zoo.

Opas erstgeborener Sohn, mein Onkel Otto, der in Frankfurt im Hotel Frankfurter Hof Hotelfach gelernt hatte, traf dort eine amerikanische Familie, die sich mit ihm anfreundete und ihn nach Amerika mitnahm. Zur Enttäuschung meines Opas, kam sein Sohn nicht wieder nach Deutschland zurück.

Der zweite Sohn, mein Vater, stand total unter Opas Fuchtel, bis er seinen Mut zusammenraffte und darauf bestand, einen eigenen Beruf zu erlernen. Er besaß ein besonderes Talent, mit Pferden umzugehen. Damals wurden sämtliche Waren und Gebrauchsgüter noch in Pferdewagen transportiert. Die Aufgabe meines Vaters war es, sich um Opas zwei Pferde zu kümmern und Güter in Opas Kutschen zu befördern. Doch dann gab es den entscheidenden Wechsel in seiner Berufslaufbahn – mein Vater wurde Rennjockey im Frankfurter Gestüt »Von Weinberg«.

Nun wollte Opa keine Pferde mehr haben. Er kaufte sich eines der ersten Autos, die in Frankfurt von einer Privatperson gefahren wurden. Von da an soll er mehr unterwegs als zuhause gewesen sein.

Nach den beiden Söhnen bekamen Opa und Oma noch zwei Töchter – Tante Alwine und Tante Else. Tante Alwine musste für Oma schon in jungen Jahren den Geschäftsbetrieb schmeißen. Sie war diejenige, die mich in Köln als Neugeborene von der Frauenklinik abholte. Ihr Mann, Onkel Karl, war Bankbeamter und Prokurist an der Frankfurter Bank. Er managte für die Familie alles, was mit Geld und Geschäften zu tun hatte.

Tante Else, das Nesthäkchen, wurde verzärtelt und verwöhnt, sie wuchs zu einer glamourösen Persönlichkeit heran, selbst Opa verhätschelte sie und gestattete sogar, dass sie in Frankfurt am Theater Gesang und Schauspiel studiert. Überdies finanzierte er ihr eine Reise zu ihrem Bruder Otto nach Amerika.

Zurück zu mir. Die kleine Zita war auf der Welt, und was nun? Nach einigen Überlegungen beschloss der Familienclan, dass ich bei Tante Alwine und Onkel Karl bleiben sollte. Sie wohnten auf der anderen Seite des Mains im Stadtteil Niederrad. Dort hatte man vor gar nicht langer Zeit eine hochmoderne Wohnanlage im Bauhaus-Stil gebaut. Alwine und Onkel Karl gehörten zu den Erstbeziehern.

Diese Siedlung gibt es noch immer. Sie wurde im Krieg nicht beschädigt, die Mieter gehörten vorwiegend dem gehobenen Mittelstand an. Mich begeistert heute noch, was die Bauhaus Architektur damals auf die Beine stellte und kann gar nicht verstehen, warum man heutzutage so nicht mehr baut.

Die Wohnungen bestanden aus 2 ½ Zimmern mit Bad, Toilette, kompletter Einbauküche, hatten fließend Warm- und Kaltwasser, Dampfzentralheizung, Flurgarderobe, Keller mit Abstellraum für Fahrräder und jeweils eine eigene Dachkammer. Das Dach selbst war ein Flachdach für alle Bewohner als Dachterrasse benutzbar. Es gab zudem eine sehr große Gemeinschaftswaschküche, und jedem Haus standen zwei moderne Waschmaschinen zur Verfügung. Die Wäsche wurde auf in der Wand versenkbaren Stangen aufgehängt und dann mittels Heißluft getrocknet. Man konnte in der Waschküche auch mangeln. All dies war eine große Errungenschaft, denn zu der Zeit wuschen viele Menschen ihre Wäsche noch per Hand im Fluss, im Main, vor allem die Bewohner der Altsiedlung.

In dem Häuserblock, in dem die Verwaltung ihre Büros hatte, gab es eine Apotheke mit einer Erste-Hilfe-Station und einen

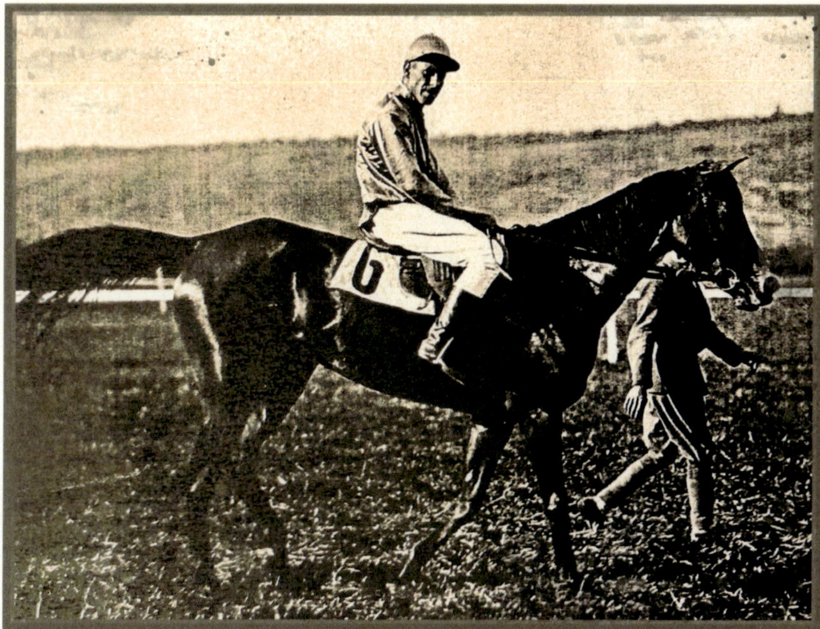

| Mein Vater gewinnt das Rennen auf der heiligen Johanna am 29. Juni 1930

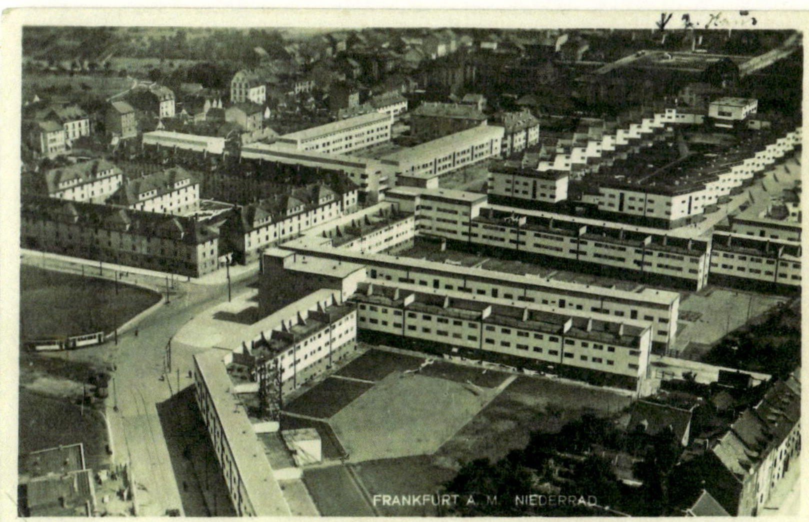

| Bauhaus-Siedlung in Frankfurt Niederrad

Kindergarten, in dem die Frauen, während sie mit dem Wäschewaschen beschäftigt waren, ihre Kleinkinder abgeben konnten. Dann gab es dort auch Metzger und Bäcker, Läden, die Obst und Gemüse verkauften, einen Käseladen, der auch Butter und Eier im Angebot hatte. Wie gesagt, ich bin heute noch davon begeistert.

Besonders bemerkenswert: In jeder Wohnung befand sich ein Radio, das auch Mitteilungen der Verwaltung und sogar Suchmeldungen durchgab, wenn etwa ein Kind nicht rechtzeitig nach Hause kam.

Mich hat man des Öfteren rufen müssen, denn ich besuchte gern andere Leute in ihrer Wohnung und vergaß dabei die Zeit.

Jeder kannte jeden in unserer Siedlung, so war ich bald als die kleine Ausreißerin bekannt.

Mein Onkel und meine Tante hatten mich liebevoll aufgenommen, sie waren für mich Papa und Mama, dass sie nicht meine richtigen Eltern waren, wusste ich natürlich nicht. Nach zwei Jahren adoptierten sie mich, und damit war ich auch rechtlich ihr Kind und erhielt ihren Familiennamen. Offiziell war mein Vater nun nicht mehr mein Vater, es war so, als sei er gestorben. Besuchte er uns, – das kam vor, wenn er in Frankfurt an einem Pferderennen teilnahm – dann war er ein Onkel für mich.

Wenn ich zurückblicke, dann muss ich sagen, hatte ich doch eine recht schöne Kindheit. Alle verwöhnten mich, ich wurde verhätschelt und verzärtelt. Besonders die kinderlose Tante Else, – wie schon erwähnt, die jüngste und schillerndste Tochter meines Großvaters – machte aus mir gern ein Modepüppchen, das sich allerdings gerne schmutzig machte, vor allem wenn es in Wasserpfützen nach Würmern und Käfern suchte.

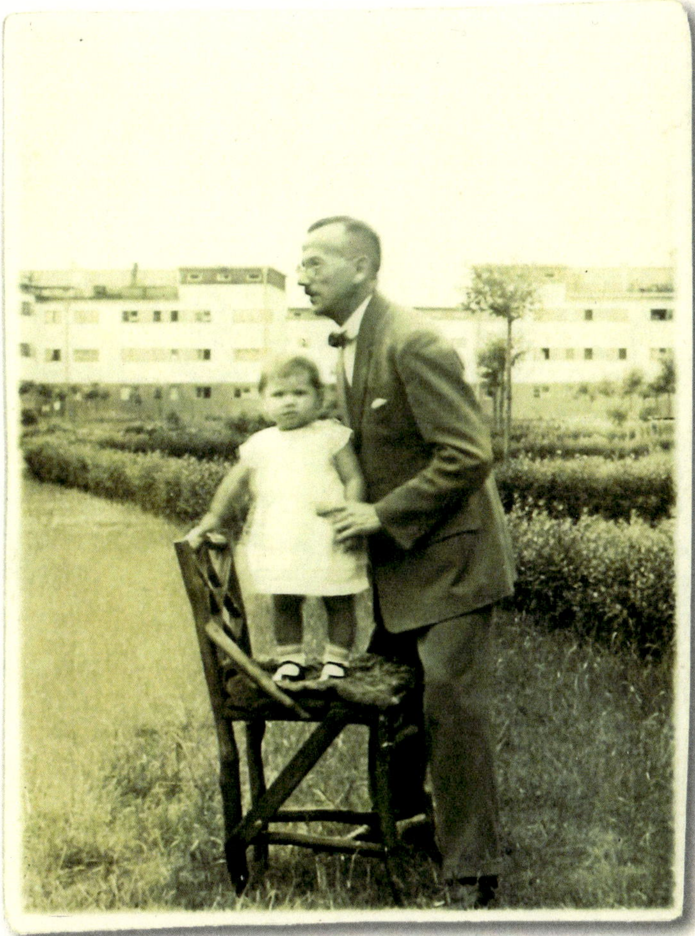

| Das bin ich mit meinem Papa in Frankfurt-Niederrad

Als kleines Mädchen bekam ich alle Kinderkrankheiten, die es damals gab – mit Masern und Scharlach musste ich ins Krankenhaus. Heute noch kann ich den Schmerz spüren, der von einer doppelseitigen Mittelohr-Entzündung verursacht wurde, und die erst durch eine beidseitige Mittelohr-OP behoben werden konnte.

Zuvor hatte man mir noch die Mandeln herausgeschält. Dies alles war sehr schlimm für mich, denn ich hatte unglaublich starke Schmerzen.

Die städtischen Unikliniken waren nicht weit von unserer Wohnung entfernt, zu Fuß brauchte man eine halbe Stunde bis dorthin. Ich bekam viel lieben Besuch, doch keiner konnte mich trösten und mir meine Schmerzen nehmen. Da nützten keine Bonbons, kein leckeres Eis, keine Malbücher, die mich ablenken sollten. Alles tat weh, sogar das Weinen.

Besonders schmerzhaft war der Verbandswechsel nach der Mittelohr-OP. Wenn ich in mich hinein spüre, kann ich heute noch die Schmerzen fühlen, die ich erlitt, wenn die Gaze-Streifen hinter den Ohren herausgezogen und durch neue ersetzt wurden.

Dieser operative Eingriff führte dazu, dass ich später vom Schwimmunterricht befreit wurde. In meinem Schulentlassungszeugnis sollte später stehen: ›Zita ist Nichtschwimmerin‹. Nicht zuletzt ersparte mir die Operation später so manche, wie ich meine, echt verdiente Ohrfeige sowie auch Schläge. Damals war Prügeln noch nicht verpönt, selbst in der Schule war es erlaubt.

Im Kindergarten hatte ich einmal ein Kind verprügelt. Was daraus folgte, werde ich niemals vergessen. Die Mutter und die Kindergärtnerin wiesen mich zurecht, aber dabei blieb es nicht. Und das sollte Folgen haben.

Die Mutter des Kindes machte mich herunter und sagte Dinge wie: »Dieses Mädchen ist ein Kuckucksei, wer weiß, was die sich da ins Nest geholt haben!«

Für mich war das wie ein Weltuntergang. Das Kinderfräulein, eine evangelische Nonne, hatte diese Mutter in meiner Gegenwart darüber aufgeklärt, dass ich ein adoptiertes Kind sei.

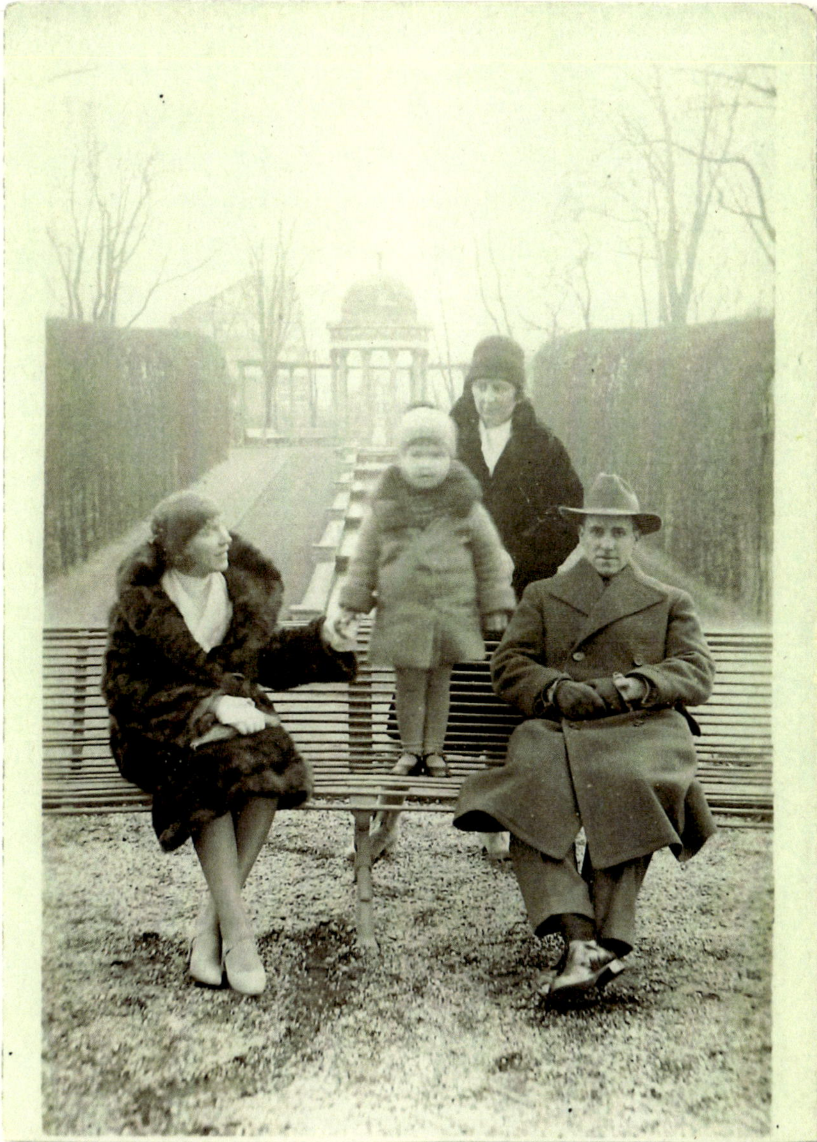

| Tante Else, mein Onkel (mein richtiger Vater) ganz rechts und seine Schwester (meine Mutter) in der Mitte

Es fiel der Satz: »Gott allein weiß, was aus der mal wird!« Was sich in diesem Moment in mir, in meiner Kinderseele abspielte, ist kaum zu schildern. Meine Welt brach zusammen. Unerträgliche körperliche Schmerzen hatte ich schon ertragen müssen, nun ergriff mich ein unbeschreiblicher Seelenschmerz – ich sah mich gefangen in einem Netz aus Täuschung und Lügen.

›Wer bin ich?‹ Damals stellte ich mir als noch sehr kleines Kind zum ersten Mal in meinem Leben ganz bewusst diese Frage.

Fragen über Fragen: ›Wer und wo ist mein Vater? Wer und wo ist meine Mutter? Wer weiß es?‹

Voller Entsetzen rannte ich in meiner Seelennot aus dem Kindergarten, lief aber nicht nach Hause, sondern auf die andere Mainseite zu meinem Opa. Den Weg kannte ich, wir haben ihn ja sehr oft besucht. Jetzt erschien ich dort ganz alleine. Weinend und in Schweiß gebadet, kaum in der Lage zu sprechen, erzählte ich, was vorgefallen war.

Meine Großeltern waren schockiert. Erstaunlicherweise war für sie am schlimmsten, dass ich alleine zu ihnen gelaufen kam. Bei meinem Opa gab es ein Telefon, so eines, das an der Wand befestigt war und ein Hörrohr hatte. Er telefonierte sogleich mit der Wohnbaugesellschaft, und diese nutzte dann die Anschlüsse zu den anderen Wohnungen und gab die Information weiter, dass ich mich bei meinen Großeltern befände. Jetzt wussten alle, dass ich wieder einmal ausgerissen war, aber, dass ich sooo weit gelaufen war, alleine über den Main – das war unfassbar! Es hagelte Vorwürfe über Vorwürfe, man warf meinen Eltern Vernachlässigung der Aufsichtspflicht vor und noch vieles mehr.

Mein Opa zog mich indessen erst einmal aus, wusch mich von

oben bis unten, half mir in den Schlafanzug, der immer dort für mich bereit lag, nahm mich dann liebevoll in den Arm und steckte mich ins Bett. Das war auch gut so, denn als Papa und Mama am Abend kamen, um mich abzuholen, war auch ein Arzt anwesend. Er bestand darauf, mich ins Krankenhaus zu bringen, da ich ein hochgradiges Nervenfieber bekommen hatte, das, wie er meinte, ohne ärztliche Hilfe und Beobachtung nicht zu bewältigen sei. Die Aufregung war groß, meine Fieberphantasien ebenso. Ich halluzinierte, fand mich in verschiedenen Tiergestalten wieder, in Märchenfiguren, sah mich sogar als Jesuskind und auch als ein Engelein. In jedem dieser Wahnbilder war ich eingesperrt und fand nirgends einen Ausgang. Sieben Tage dauerte dieser Horror, und ich war sehr froh, als mich Mutti endlich mit nach Hause nehmen konnte.

Mein Kummer legte sich, es normalisierte sich alles wieder. Fast. In mir hatte sich etwas verändert. Ich schlüpfte immer mehr in die Rolle der Beobachterin. Ich glaubte nicht mehr alles, was die Menschen sagten und entwickelte eine für mich neue Eigenschaft: Ich wurde misstrauisch. Dabei musste ich erst lernen, mit meinem Misstrauen richtig umzugehen.

Mir war beispielsweise überhaupt nicht bewusst, wie sehr bestimmte Äußerungen meinerseits meine Mama verletzten, etwa wenn sie mich schimpfte und ich ihr dann ins Gesicht schleuderte: »Du hast mir gar nichts zu sagen, du bist ja nicht meine Mama!«.

Die Traurigkeit in ihren Augen nach einer solchen Kränkung berührte mich nicht im Geringsten. Eine große Gefühlskälte hatte von mir Besitz ergriffen. Erst in meinen späteren Lebensjahren konnte ich nachfühlen, wie sehr ich meine Mutter damals verletzte.

Inzwischen wusste ich ja, wer mein richtiger Vater war, und auch, dass er wieder geheiratet hatte. Mein Wunsch, ihm als Vater und nicht als Onkel zu begegnen, war so groß, dass der Familienrat beschloss, mich alleine nach Köln zu schicken. Ich wurde tatsächlich in das Schaffnerabteil der Eisenbahn gesetzt, trug ein Schild um den Hals mit meinem Namen und meiner Adresse und wurde von der Bahnhofsmission betreut. In Köln holte mich meine Stiefmutter ab. Sie war eine temperamentvolle, nicht sehr große, rundgesichtige, vollbusige junge Frau mit sehr kurzen Haaren. Sie überfiel mich geradezu, redete in Kölner Dialekt auf mich ein, küsste mich ab, entfernte meine Haarschleife und erzählte, erzählte, erzählte. Ich habe nichts verstanden, nur so viel, dass mein Vater und sie sich freuten, mich zu sehen. Ich war überwältigt, vollkommen baff und eingeschüchtert.

In der Zeit, in der ich dort war, hat mein Onkel-Vater vielleicht zehn persönliche Sätze mit mir gesprochen. Er nahm mich kein einziges Mal in den Arm, ein Bussi bekam ich schon überhaupt nicht. Aber er hat mich in den Rennstall mitgenommen, mich aufs Pferd gesetzt, die Zügel in die Hand genommen und mich dann herumgeführt.

Meine Stiefmutter ging mit mir zum Grab meiner Mutter. Sie hat mir gezeigt, dass sie die Grabpflege übernommen hatte und versicherte mir, es habe nicht an ihr gelegen, dass ich in Frankfurt bei Onkel und Tante geblieben sei. Ich war knapp sechs Jahre jung, was sollte ich dazu sagen? Von meinem Vater war ich total enttäuscht, von meiner Stiefmutter komplett überfordert. Sie, eine gelernte Schneiderin, behandelte mich wie eine Puppe und nutzte die Gelegenheit, ihre Vorstellungen von Puppenkleidern umzusetzen und mich anzuziehen, wie ein Püppchen. Ich fuhr mit fünf neuen Kleidern zurück nach Frankfurt. Dieser Besuch war eine wunderbar heilsame Erfahrung für mich. Ich fühlte mich in Frankfurt wieder richtig zuhause und zufrieden und konnte nun, wie befreit, meinem ersten Schultag entgegensehen.

1933. Dieses Jahr, das Weltgeschichte schreiben sollte, war für uns Menschen, die wir in Deutschland lebten, ein Jahr, das alles auf den Kopf stellte, was unser Leben bisher ausmachte. In der Erinnerung sehe ich noch heute meine Eltern und auch deren Freunde vor dem Radio sitzen, um sich Wahldurchsagen anzuhören.

Anschließend diskutierten sie über die Ergebnisse. Adolf Hitler gewann die Wahl. Ich, als knapp 6-jähriges Mädchen, hatte keinerlei Wissen oder irgendeine Ahnung von Politik und deren Bedeutung. Meine Familie hielt das politische Geschehen weitgehend von mir fern. Ich wusste allerdings, dass mein Opa und mein Papa während des ersten Weltkriegs als Soldaten in Frankreich gewesen waren. Ich wusste ebenfalls, dass mein Papa damals verwundet worden war, dass auch mit Gas geschossen wurde und dass Franzosen mit schwarzer Haut an der Front kämpften. Sie, so die Erzählungen, hatten Messer im Mund und sie schlachteten deutsche Soldaten ab. Mir war ebenfalls bekannt, dass Opa viel, viel Geld verloren hatte und dass irgendwo weit weg deutsche Kolonien existierten, die aber jetzt nicht mehr zu Deutschland gehörten. Ich bekam ferner mit, dass es viele sehr arme Leute bei uns gab, die Hunger litten und keine Arbeit hatten. All das wusste ich, weil ich in Opas Wirtschaft den Gesprächen an den Stammtischen lauschte – nur was hatten all diese Dinge mit mir zu tun?

Ich hörte zwar all den aufgeregten Diskussionen über Hitlers Wahl zu, aber ich nahm keinerlei Anteil daran. Einmal war ein Gespräch für mich aber doch interessant: Ich hörte, dass ein Neffe meiner Oma als Kommunist denunziert worden war und deshalb im Gefängnis saß. Kommunismus hatte was mit Russland zu tun und ich hatte erfahren, dass die Familie meiner leiblichen Mutter irgendwo aus Russland kam. Wie gesagt, all das erfuhr ich, aber die Äußerungen und Informationsfetzen lösten bei mir weder Interesse noch Emotionen aus, denn ich war endlich im »Jetzt« meines Lebens angekommen. Für mich, als kleines Mädchen, zählte nur das.

Dennoch nahm ich natürlich wahr, dass sich nach diesem Wahlergebnis das Straßenbild zunehmend veränderte, beispielsweise waren immer mehr Männer in Hitleruniform in der Stadt zu sehen. Außerdem nahm die Propaganda für Sportveranstaltungen und für die Hitlerjugend permanent zu. Im April, an Hitlers Geburtstag, hingen außen an den Fenstern der Wohnungen Hakenkreuzfahnen, im Radio gab es andere Programme als sonst, und man hörte besonders viel Marschmusik.

Bei meiner Einschulung im Herbst 1933, wurde vor dem Schulbeginn die Hakenkreuzfahne geweiht. Zuerst wurde sie an einem Fahnenmast hochgezogen, anschließend grüßte man sie mit dem Hitlergruß. Erst dann durften wir die Klassen betreten und mit dem Unterricht beginnen. Dieses Ritual fand jeden Tag statt und wurde vom Schuldirektor persönlich geleitet. Ihn habe ich nur in Uniform erlebt. Obwohl er Dr. phil. und Dr. rer. nat. war, trug er die Uniform der Marine SA. Er war ein fanatischer Vertreter der deutschen Nation und verstand es glänzend, seine Schüler für das Deutschtum zu begeistern. Er sorgte später auch dafür, dass seine Schüler fleißig Spenden sammelten und die Soldaten im Krieg ab 1939, auch mit Feldpostbriefen und Päckchen versorgten.

Eines Tages kam Papa auf die Idee, unsere wunderschöne Wohnung aufzugeben, in eine neue zu ziehen, bald darauf noch einmal in eine andere zu wechseln, um am Ende zurück in Niederrad zu landen. Doch leider zogen wir nicht wieder in die schöne Siedlung mit all ihrem praktischen Komfort, sondern in eine stinknormale, große 4-Zimmer-Wohnung im dritten Stock mit Ofenheizung. Der nochmalige Wohnungswechsel traf mich hart. Schon wieder eine irritierende Veränderung in meinem Leben. Aber zumindest war ich nach all den Umzügen und dem damit verbundenen Schulwechsel, nun wieder an der alten Schule. Ich habe mich ganz und gar in das Hilfsprogramm meines Direktors eingefügt, denn der Krieg an der Ostfront war im vollen Gange. Ich hatte jetzt auch eine Uniform an, denn ich war bei den Deutschen Jungmädels. Sie trugen einen schwarzen Rock, eine weiße Bluse und ein schwarzes Halstuch – man nannte das Tracht.

Dr. Seidler, so hieß mein Schuldirektor, war in meinen letzten beiden Schuljahren auch mein Klassenlehrer. Er verzieh mir nicht, dass ich mich nicht sportlich betätigte, kein Sportabzeichen erhielt und auch nicht schwimmen konnte. Deshalb bekam ich den Eintrag ›Zita ist Nichtschwimmerin‹ im Entlassungszeugnis.

Ansonsten mochte er mich gerne, ich sprach nämlich gutes Hochdeutsch ohne Frankfurter Dialekt, interessierte mich für römische und germanische Geschichte, war außerdem gut darin, Rollen aus Theaterstücken vorzutragen. Nicht zuletzt war ich auch sehr erfolgreich, wenn es darum ging, Spenden zu sammeln: Zita brachte immer eine volle Sammelbüchse zurück in die Schule.

Nach Beenden der Schule mussten alle ein sogenanntes Pflichtjahr absolvieren. Für die Jungen bedeutete das ein knappes Jahr Arbeitsdienst, dabei trugen sie eine besondere Uniform. Die Mädchen arbeiteten als Dienstmädchen im Haushalt, meist bei kinderreichen Familien oder aber in sogenannten Landjahr-Lagern. Diese dienten auch dazu, den jungen Mädchen einen zusätzlichen nationalsozialistischen Schliff zu geben, um sie dann als Führungskräfte einsetzen zu können. In ein solches Lager wurde ich zusammen mit sechs anderen jungen Mädchen aus verschiedenen Frankfurter Schulen verschickt.

Von Frankfurt aus ging es nach Springe am Deister bei Hannover. Dieses Lager war mein neues Zuhause für fast ein Jahr. Etwa 150 Mädchen aus ganz Deutschland lebten dort, eingeteilt in 8 Arbeitsgruppen. Jede Arbeitsgruppe unterstand einer Führerin, die ihren jeweiligen Arbeitsbereich im Sinne der nationalsozialistischen Vorstellungen zu leiten hatte. Dabei ging es auch darum, die Einheit in den Gruppen zu stärken und Ideen wie ›einer für alle und alle für einen‹ zu vermitteln. Die Abteilungen waren eingeteilt in Putz-, Küchen-, Wäsche-, Bügel-, Garten-, Näh-, Werk- und Kunstgruppen. Manche Mädchen halfen auch den Bauern außerhalb des Lagers. Alle drei Wochen wechselten die Mädchen

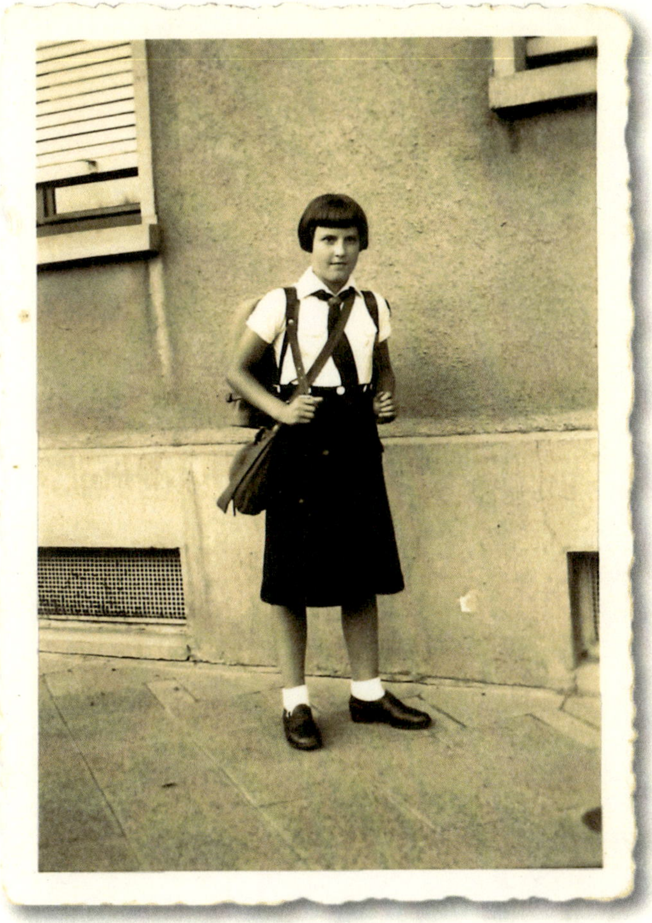

| Zita in Schuluniform, genannt Tracht

in eine neue Gruppe. Außerdem konnte man im Lager noch an weiteren Aktivitäten teilnehmen, wie Gesang, Sport, Wanderungen und Theaterspielen.

Zudem herrschte im Lager strenge Disziplin. Kaum ertönte der schrille Ton der Trillerpfeife, hatten wir uns in Reih und Glied aufzustellen. Das war ein Befehl! Ob beim Marschieren oder beim Essenanstehen – absolute Disziplin war ein Muss. Ordnung war oberstes Gebot. Im Kleiderspind wurden die Kleider zentimetergenau zusammengelegt, auch die Betten – es waren Strohsäcke – mussten sorgfältig aufgeschüttelt und glattgezogen werden. Die Sohlen der Schuhe sollten immer sauber sein, wir waren also ständig damit beschäftigt, sie gründlich zu putzen.

Wir hatten auch einige Schikanen zu ertragen. So hat uns eine Sportleiterin im Regen exerzieren lassen und dann verlangt, die Turnanzüge sofort zu waschen und so aufzuhängen, dass wir sie beim nächsten Appell mühelos wieder anziehen konnten. Eine der Führerinnen war ab und zu betrunken. Im besoffenen Zustand pickte sie gern ein Mädchen heraus, das dann ihre x-beliebigen Befehle auszuführen hatte.

Über unser Lager flogen die Bombenflugzeuge der Briten und Amerikaner und haben Hannover schwere Schäden zugefügt. Die Post von Zuhause aus Frankfurt brachte mir die Nachricht, dass Papa sich an die Ostfront als Rechnungsführer bei der Organisation TODT, einer Bauorganisation, die zuständig für das Bauen militärische Anlagen war, freiwillig gemeldet hatte. Als der Brief kam, war er bereits an der Front. Natürlich erschrak ich, doch ich hatte durch meine lange Abwesenheit von Zuhause die Bindung an meine Familie etwas verloren.

Als ich nach dem Pflichtjahr nach Hause zurückkehrte, hatten die Eltern wieder einmal einen Umzug vorgenommen. Diesmal lag die neue Wohnung direkt in der Innenstadt zwischen Börse, Hauptwache und Opernhaus. Meine arme Mama! Wie sie das alles geschafft hat, unglaublich. Was für ein anstrengendes Leben! Dauernd war sie als Hausfrau damit beschäftigt, unzählige Umzugskartons ein- und auszupacken.

Übrigens habe ich ganz vergessen zu erwähnen, dass ich im Landjahrlager schwimmen gelernt habe. Unfreiwillig. Zwei Führerinnen hatten mich gepackt und in einen See geworfen. Ich spüre heute noch die Algen um meine Beine.

Opa ist während meiner Zeit im Landjahrlager verstorben. Zu meinem großen Bedauern, wurde mir nicht erlaubt, an seiner Beerdigung teilzunehmen. Nach seinem Tode verpachtete Oma die Wirtschaft und lebte ab dann ganz allein in ihrem Haus. Sie wurde immer apathischer und unempfänglich für die Welt um sie herum. Sie litt unter Depressionen. Als ich sie wiedersah, erkannte sie mich nicht, wusste nicht mehr, wer ich war. Das stimmte mich wirklich sehr traurig.

Mitten in den Wirren des Krieges

So sehr ich mich freute, zurück nach Hause zu kommen, in dieser eher hässlichen, 4½ Zimmer Wohnung mit Ofenheizung fühlte ich mich nicht wohl. Sie hatte eine scheußliche Küche mit Steinfußboden, ein Wasserstein mit Doppelbecken, an dem wir uns auch waschen mussten. In einer Ecke der Küche stand die Badewanne. Der Ofen wurde von einem Brett abgedeckt, das man hochklappen musste. Die Toilette befand sich nicht, wie bei Opa im Treppenhaus, sondern im Wohnungsflur. Diese Wohnung gefiel mir gar nicht. Als ich meine Mutter einmal fragte, warum sie denn hierher gezogen seien, zog sie nur die Schultern hoch und starrte in den Himmel. Ich stellte keine Fragen mehr.

Jetzt ging es darum, mitten im Krieg mit dem Alltag irgendwie zurechtzukommen. Papa war an der Front, und ich hatte mein Leben vor mir. In Frankfurt war uns das schlimmste Grauen bisher noch erspart geblieben. Obwohl die Luftangriffe über ganz Deutschland mit ihren schrecklichen Folgen immer mehr zunahmen, fühlte ich mich relativ sicher und hatte keine Angst, denn im Kellergeschoss des Hauses gab es die Kohlenkeller, und darunter befanden sich noch weitere Kellerräume. Diese hatte man jetzt vorsorglich unter der gesamten Straße zu einem riesigen, zusammenhängenden Luftschutzkeller ausgebaut. Es gab dort Toiletten, Trinkwasser, Sitzbänke und auch Feldbetten. In einem großen Schrank waren die Gasmasken untergebracht, sowie Decken zum Umhängen. Obwohl die Keller als sicher galten, war mir so tief unter der Erde trotzdem immer ein wenig unheimlich zumute. Bei jedem Fliegeralarm, sobald die Sirenen heulten, flohen alle Bewohner aus ihren Häusern auf die Straße und rannten in die Keller. Ein Stockwerk über uns wohnte der sogenannte Blockwart, der für die gesamte Organisation in diesem Häuserblock verantwortlich war. Ich denke, er hat sein Bestes gegeben. Seine Tochter, fünf Jahre älter als ich, organisierte in Frankfurt die Kinderlandverschickung. Infolge der zunehmenden Bombenangriffe und der erheblichen Versorgungsprobleme in den Städten, wurden rund 2,5 Millionen Jungen und Mädchen in Lagern auf dem Land untergebracht, fern der kriegsgefährdeten Gebiete. Ihr Alltag war strikt reglementiert im Sinne der nationalsozialistischen Ideologie. Manche Kinder und Jugendliche blieben sogar mehrere Jahre in den Zeltlagern und Schullandheimen, weit weg von ihren Eltern. Sie kamen erst bei Kriegsende nachhause.

Viel später erfuhr ich, dass die Tochter des Blockwarts, die Kinder, die ihr anvertraut worden waren, nicht in ihre jeweiligen Elternhäuser zurückbringen konnte, da der damalige Standort der Familien nach dem Krieg der amerikanischen Besatzungszone zufiel. Sie soll die Kinder im Stich gelassen und später sogar einen amerikanischen Soldaten geheiratet haben, zum Entsetzen ihres Vaters.

Nun wieder zu mir: Ich musste mich so schnell wie möglich an allen Amtsstellen neu anmelden und auch zum Arbeitsamt gehen und mich um eine Berufsausbildung bemühen. Mir wurde eine Lehrstelle in einem Kinderkaufhaus als Schaufensterdekorateurin angeboten, nur drei Straßen von unserer Wohnung entfernt. Mama und ich nahmen das Angebot an, der Lehrvertrag wurde mit Mama abgeschlossen.

Damals hat man die gesamte Konstruktion der Schaufenster mit Hammer und Nagel, Holz und Stoffen eigenhändig angefertigt. Dazu bedurfte es einer erheblichen handwerklichen Begabung. Erst nach dieser aufwendigen Arbeit gestaltete man die Dekoration der auszustellenden Waren. Ich habe damals viel handwerkliches Können erworben, doch mit der Zeit wurde mir die körperliche Arbeit zu anstrengend, und ich beschloss, den Beruf zu wechseln. Mama war einverstanden.

Eines der schönsten Ereignisse in dieser kurzen Zeit, war die Freundschaft mit einem anderen Lehrmädchen, das als Fachverkäuferin tätig war. Sie wurde meine beste Freundin durch dick und dünn, und sie ist es bis heute! Ria ist jetzt 91 Jahre und ich 93. Wir haben sogar fast am gleichen Tag Geburtstag, sie am 14. November und ich am 15. November. Ich finde das wunderbar. Meine Enkelin sagt: Oma das ist richtig cool.

Der Berufswechsel gestaltete sich keineswegs einfach. Ich wäre gerne auf die Kunstgewerbeschule gegangen und habe die notwenigen Prüfungen auch bestanden, doch es gab keine Lehrer mehr – sie waren größtenteils eingezogen und befanden sich an der Kriegsfront. Für mich blieb jetzt nur noch die Möglichkeit,

Schneiderin oder Hutmacherin zu werden. Ich hatte Glück, denn gerade mal drei Straßen entfernt von unserer Wohnung gab es einen Hutsalon. Es war ein Meisterbetrieb, der Lehrlinge ausbildete, und zu meiner großen Freude war dort noch eine Stelle frei. Perfekt für mich – ich hatte meinen Beruf gefunden, war ganz und gar zufrieden und glücklich. Ich liebte diese Arbeit.

Auch für Lehrlinge war es Pflicht, der Hitler-Jugend anzugehören. Beim ›Frankfurter Radio‹ gab es eine Abteilung, die sich ›Rundfunk-Spielschar‹ nannte. Die Spielscharen waren Gruppierungen innerhalb der Hitler-Jugend, in denen Jugendliche künstlerisch aktiv wurden. In die Rundfunk-Spielschar wurde ich aufgenommen, da ich genau in dieser Abteilung schon als Jungschar-Mädchen gewesen war. Als mitwirkende Sprecherin in verschiedenen Hörspielen fand ich hier meinen Platz. Er gefiel mir gut.

In dieser Zeit lebte ich mitten im Krieg fast ohne Krieg. Gegenüber unserer Wohnung war ein komplettes Haus von der Organisation ›Kraft durch Freude‹ ausgebaut worden. Es bot viele Möglichkeiten zur Freizeitgestaltung. Man konnte tanzen lernen – nicht nur Volkstänze – Musikinstrumente spielen, oder an Gesangsgruppen teilnehmen. Die Jungen haben begeistert Boxen und Schießen geübt. Es gab eine große Turnhalle, Tischtennis, verschiedene Schießstände. In dieser Einrichtung habe ich jede Menge freie Zeit mit meiner Freundin Ria verbracht. Auch mit vielen anderen pflegte ich wunderbare Jugendfreundschaften, uns verband ein starkes Gemeinschaftsgefühl. Unglaublich, wie wir den Krieg damals ausblenden konnten! Das änderte sich allerdings, als sich die Gruppen lichteten, da mehrere von uns

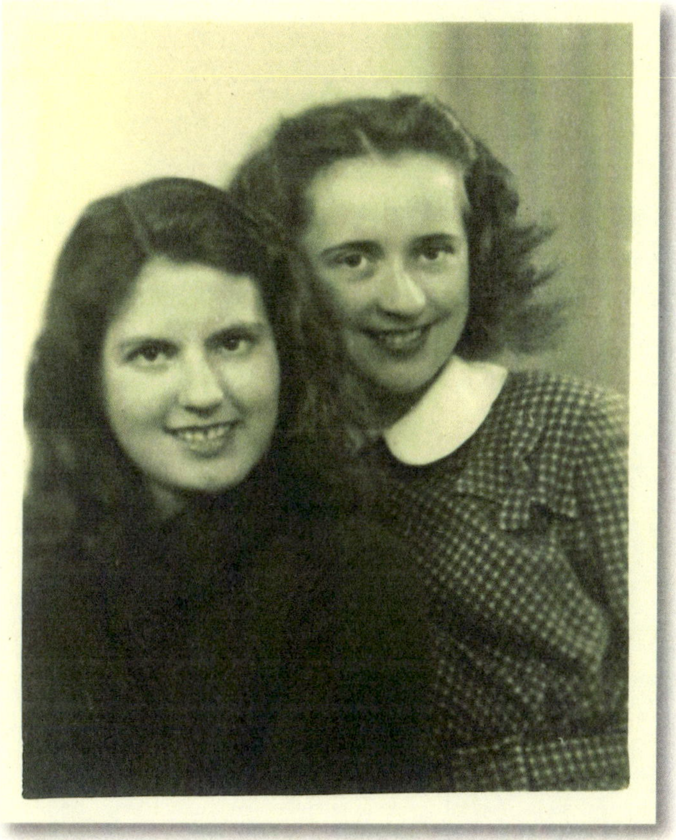

| Zita und Ria

ihren Einberufungsbefehl an die Front bekamen. Vier meiner damaligen Freunde sind in Russland gefallen.

Auch ich hielt eines Tages einen Einberufungsbescheid in der Hand – ich sollte zur Flak (Flug-Abwehr-Kanone), also zur Fliegerabwehr. Hier wurden Jugendliche, Schüler, Handelsschüler sowie Lehrlinge eingezogen und verpflichtet, als Flakhelfer zu dienen.

Heute würde man diese vielleicht sogar als Kindersoldaten bezeichnen. Die gesetzliche Grundlage dazu war die Notdienstverordnung des dritten Reiches, nach der jeder über 15 Jahre alte Bewohner des Reichsgebietes vom Staat zu jedem beliebigen Dienst herangezogen werden konnte.

Flakhelfer wurden praktisch an allen Waffen und Geräten zur Fliegerabwehr ausgebildet. Flugzeugerkennung, das Lesen von Gebiets- und Landkarten und auch das Auseinandernehmen und wieder zusammensetzen von Geräten und das Funken, hätten wahrscheinlich zu meiner Ausbildung gehört. Ich kann nicht schildern, welche Aufgaben ich dort hätte erfüllen müssen, denn meine Chefin gab meiner Mutter einen Rat. Ich solle mich unbedingt am Blinddarm operieren lassen, um diesem Befehl zu entgehen. Wir folgten der Empfehlung, und die Operation ersparte mir tatsächlich den hoch gefährlichen Einsatz als Flak-Helferin.

Erstaunlicherweise ging das Frankfurter Großstadtleben für uns, trotz des Krieges, ohne besondere Einschränkungen weiter. Es gab Kino, Theater, Schauspiel, Tanzcafés in denen Orchester spielten, Modeschauen, Pferderennen, schick angezogene Frauen mit modischen Hüten. Für mich war es eine schöne Zeit, wohlwissend dass um uns herum der Krieg tobte. Wir lebten als gäbe es kein Morgen. Im Rückblick kann man sich das heute nur schwer vorstellen.

Der jüdische Mann meiner Tante Else floh kurz vor Kriegsbeginn in die Schweiz. Tante Else ließ sich ›notgedrungen‹ scheiden und hörte, zu ihrem Leidwesen, nie wieder etwas von ihm. Zum Glück hatte sie ihre wunderschöne große Wohnung neben der

Frankfurter Börse und einen großen Freundeskreis. Sie betrieb eine Art Schwarzmarkt und es gab nichts, was sie nicht besorgen konnte. Dadurch mangelte es uns während des gesamten Krieges privat an nichts.

Einen Mangel bedauerten wir allerdings – es gab nicht genügend Männer. Junge Frauen im neugierigen, heiratsfähigen Alter, wie meine Freundin Ria und ich, bekamen eigentlich nur Uniformierte zu sehen. Wir verliebten uns in die schicken Uniformen, hegten große Bewunderung für den Kriegseinsatz dieser tapferen Soldaten und ihre Kriegsverletzungen erfüllten uns mit Mitleid. Doch die Männer, die auf Heimaturlaub kamen, hatten kaum Augen für uns, ihre Aufmerksamkeit galt ihrer Familie, ihren Eltern und Geschwistern.

Dennoch hielt das Schicksal auch so manch eine Überraschung bereit. Meine Freundin Ria und ich waren an einem Abend in einem Tanzcafé. Sie fuhr danach mit der Straßenbahn nach Hause, ich lief nur fünf Minuten zu Fuß bis zu unserer Wohnung. In der Straßenbahn setzte sich ein junger kriegsversehrter Soldat neben Ria, die beiden kamen ins Gespräch. Sie verabredeten sich und vereinbarten ein Wiedersehen. Er wohnte nicht weit von ihrer Wohnung entfernt.

Bei dem erneuten Treffen stellte sich heraus, dass er ein Schulkamerad ihres Bruders gewesen war, der gerade an der Front an der Seite von Feldmarschall Rommel kämpfte. Rias Mama schrieb an ihren Sohn und erzählte ihm von der Begegnung seiner Schwester. Er bestätigte, dass der junge Mann sein Schulkamerad gewesen und ein anständiger Kerl sei. Nach Kriegsende wurde geheiratet.

Auch ich hatte eine Begegnung, die zu einer Fast-Verlobung führte. Mama und ich fuhren mit dem Zug nach Gießen, um dort bei Freunden ein paar Tage zu verbringen. Sie hatten uns zum Schlachtfest eingeladen. Mir gegenüber saß ein junger Unteroffizier, der gerade seinen Heimaturlaub antrat. Er kämpfte in Italien. Ich war hin und weg von seinem Charme, seine Art zu erzählen bezauberte mich, deshalb fragte ich ihn, ob ich ihm Feldpost schicken dürfe. Er sagte ja, unbedingt, und dann fragte er Mama, ob sie denn erlauben würde, dass er mich während seines Urlaubs besucht. Mama genehmigte es und dann verabschiedeten wir uns. Ich hatte ihn fast schon vergessen, als zwei Tage später zwei Motorradfahrer in Zivil vor dem Haus unserer Freunde in Gießen hielten, um mich zu besuchen. Es war meine Zugbekanntschaft und sein Schwager, der oberhessischen Dialekt sprach. Ich verstand ihn kaum, aber zum Glück verstanden ihn unsere Freunde. Es war ganz klar, er war mitgekommen, um mich zu begutachten. Doch nicht nur er wurde mitgebracht, auch ein Koffer voll ›Eingemachtem‹ war dabei. Dieser enthielt alles, was ein bäuerliches Anwesen so zu bieten hat. Ich war total überrascht und auch etwas erschrocken. ›Oh Gott‹, dachte ich – ›ich und ein Bauer an meiner Seite? Unmöglich‹. Ich wollte doch nichts anderes, als einem sympathischen Soldaten Feldpostbriefe schreiben.

Nun ja, ich ging erst einmal mit meinem schönen Unteroffizier, den ich ohne Uniform noch attraktiver fand, in die nächste Wirtschaft. Dort erfuhr ich, dass er in Gießen studiert hatte. Er war Maschinenbauingenieur und wollte nach dem Krieg ein Haus bauen. Sein Bruder war Architekt. Die Landwirtschaft wurde nach dem Tod des Vaters von seiner Mutter und seinen Schwestern weitergeführt. Am Ende sah er mir in die Augen und sagte, er habe sich in mich verliebt. Zuhause hatte er bereits verkündet, er werde mich heiraten, sobald der Krieg vorbei sei.

Ich war sprachlos. War das jetzt ein Heiratsantrag? Träumte ich? Auf jeden Fall war ich ziemlich durcheinander.

Wieder zurück bei Mama und unseren Freunden erfuhr ich, dass der Schwager meines schönen Unteroffiziers auch verkündet hatte, ›Willi‹ sei in mich verliebt. Hinzu kam, dass Willis Mutter mit ihrem Sohn vereinbart hatte: Sollte er mir gefallen, dann wäre es schön, wenn meine Mama und ich ihrer Einladung folgten und möglichst bald zu Besuch kämen. Ich war jetzt noch verwirrter. Mama bemerkte zwar meinen irritierten Gesichtsausdruck, aber sie hatte auch das Strahlen in Willis Augen bemerkt und sagte der Einladung kurzentschlossen zu.

Also fuhren wir beide zwei Tage später mit einer kleinen Bimmelbahn von Gießen in eine uns unbekannte Ortschaft Namens Grünberg. Dort angekommen, wurden wir von einem Heuwagen, vor dem eine Kuh eingespannt war, abgeholt.

Die Freunde meiner Mutter, bei denen wir in Gießen zu Besuch waren, waren selbst Kleinbauern, oder besser gesagt, Kleinstbauern, denn aus meiner Sicht zählte man mit zwei Kühen, fünf Schweinen, drei Ziegen, etlichen Hühnern und Hasen im Stall, einigen Tauben auf dem Dach, bestimmt nicht zu den »richtigen Bauern.« Oder doch? Im Landjahrlager hatte ich Diensteinsatz bei einem Bauern gehabt, der 35 Milchkühe besaß. Auf dem bäuerlichen Anwesen von Willis Familie gab es, so mein erster Eindruck, auch nicht mehr Kühe. Was seine Familie aber hatte, waren Gänse, Gänse, Gänse.

Was für ein Geschnatter. Wo man hinsah, Ställe mit Gänsen, eingezäunt nach Alter. Im Geiste sah ich Mama rechnen – wie viel Geld diese Tiere wohl einbrächten, wenn man sie alle verkaufen würde? Mit Sicherheit eine lohnende Summe. Ja, und Willis Mutter machte den Eindruck, als sei sie eine clevere Marktfrau!

Wir wurden herzlich aufgenommen. Die beiden Mütter verstanden sich auf Anhieb. Ich denke, es ist Mamas Diplomatie als Wirtstochter zu verdanken, dass sie sofort eine menschlich verbindende Brücke schlug zwischen Stadt und Land.

Willis Schwester liebte an mir den Flair der Großstadt, den sie sich erträumte, aber nicht leben konnte. Wir mochten uns sofort. Sie hatte zwei Kinder, einen Bub und ein Mädchen, im Alter von vier und fünf Jahren. Ihr Mann musste nicht an die Front, denn sein Betrieb war, volkswirtschaftlich gesehen, von essenzieller Bedeutung. Mir fiel auf, dass sich auf diesem Hof keine Kriegsgefangenen befanden, wie sonst meist üblich.

Wir blieben zwei Tage. Willi fuhr mich mit seinem Motorrad durch die Gegend, zeigte mir den gesamten Besitz, zu dem auch einige Wälder gehörten. Wir haben dann die Verwandtschaft besucht, und ich wurde bereits als Willis Braut vorgestellt. Während der kurzen Spaziergänge zu zweit gab es außer Küsschen keinerlei intimeren körperlichen Kontakt zwischen uns. Willi wollte damit bis zur Hochzeit warten. So fuhr ich also mit dem Gefühl der Freude auf eine gemeinsame Zukunft, mit Mama wieder ab. Sie mit einer Tasche voller Gänseschmalz, ich mit Willis Feldpostadresse. Ich versprach, ihm oft zu schreiben.

Meine acht Tage Urlaub waren vorbei, ich musste zurück nach Frankfurt. Ich wurde als frisch Verlobte nicht wirklich ernst genommen, das Ganze wurde eher als Abenteuerurlaub betrachtet.

Ich glaube, ich sah es selbst genauso. Und doch schrieb ich brav jeden Tag zwei Briefe. Ich war es noch aus der Schulzeit gewohnt, Feldpostbriefe zu schreiben, und Willi war für mich ein Soldat an der Front, dem ich Post aus der Heimat schickte.

Er war wieder in Italien im Einsatz. Ich bekam zwei Briefe von ihm. Eines Tages kamen sechs meiner Briefe an ihn zurück mit dem Vermerk »bei einem Gefecht zur Eroberung der Festung Monte Cassino für Volk und Vaterland gefallen. Heil Hitler!«

Dieses traurige Ereignis hat mich natürlich persönlich sehr getroffen, doch es hat neben den Emotionen, noch etwas Entscheidendes in mir ausgelöst. Von diesem Moment an, begann ich, mich mit Krieg und Frieden innerlich auseinanderzusetzen. Ich stellte mir Fragen wie: ›Was ist der Mensch überhaupt? Was ist Gott und was bedeutet die Welt?‹

Obwohl in der damaligen Zeit nicht die geringste Aufklärung über solche Themen zu finden war, wurden diese Fragen in mir wach gerufen, blieben in mir und wurden im Laufe meines Erwachsenwerdens immer dringlicher. Sie begleiteten mich und führten mich zu meinem heutigen Wissensstand.

Auf dem Schlachtfeld, wo Willi im Einsatz gewesen war, gab es keine Leichen die man hätte begraben können. Die Soldaten wurden regelrecht zerfetzt und in unzählige Stücke zerrissen. Das erzählte mir Willis Schwester, die uns einige Wochen später besuchte. Wir weinten zusammen, es war unsere gemeinsame Trauer und der Abschied von Willi.

Das Leben ging weiter. Ich fuhr fort mit meiner Lehre als Modistin. Papa war inzwischen an der Ostfront in Minsk stationiert, bekam keinen Urlaub. Er schrieb, es würden Pläne vorbereitet, deutsche Familien nach Polen umzusiedeln. Mama sagte »bloß nicht!« Sie meinte uns damit.

Mama war sehr oft bei Oma, der es immer schlechter ging, oder bei Tante Else, um Geschäfte zu machen. Meine Tante Else, diese wunderschöne, charmante, elegante, interessante Frau, handelte und schacherte mit allem, was man sich nur denken kann. Sie brachte Menschen zusammen und verkuppelte sie. Sie reiste für ihre Geschäfte selbst nach Berlin, flog sogar ins Ausland.

Es ist unglaublich aber meine Tante Else schacherte auch mit mir – mit ihrer eigenen Nichte. An einem ihrer Gesellschaftsabende stellte sie mir einen Herrn vor, den sie schon lange kannte. Und man höre und staune: Ich verliebte mich sofort in ihn! Ich fing an zu stottern, wurde rot, wusste nicht wie mir geschah. Mein Herz klopfte wie verrückt als er mir, nach einem Handkuss, sichtlich amüsiert in die Augen schaute. Seltsam, aber ich hatte ihn vorher noch nie zu Gesicht bekommen.

Später überhäufte ich Tante Else mit Fragen: »Wer ist er? Wo kommt er her? Er trägt keine Uniform! Was macht er? Ist er verheiratet? Woher kennst du ihn denn?« Ich war fürchterlich aufgeregt.

Meine Tante beantwortete sofort alle meine Fragen: »Ich kenne ihn von der Spielbank in Baden-Baden. Er besitzt in Darmstadt ein Hotel, und wenn er in Frankfurt ist, wohnt er in der Wohnung eines Freundes hier im Westend. Er war verheiratet in

Oberschlesien, er ist Witwer. Er ist beim Militär und organisiert die Kantinen in den Kasernen und am Flughafen. Bestimmt hat er eine oder auch mehrere Freundinnen, doch bisher kommt er immer alleine zu mir.«

Ich fragte, wie alt er denn sei. Sie sagte: »Bestimmt 20 Jahre älter als du!« Ich erschrak. Sooo alt? Mein männlicher Bekanntenkreis war in meinem Alter, meine Freunde waren Hitler-Jungen aus der Spielschar oder junge Soldaten, die Urlaub hatten und aus Freude ihre alte Tanzschule besuchten. Sie kamen auch mal in das Tanzcafé, in das ich mit meiner Freundin ab und zu ging, um bei einer Zitronenlimonade über unsere Zukunftsträume zu reden oder über die Leute zu lästern.

Das Abenteuer mit meinem »gefallenen Helden« Willi und die geplante Verlobung damals, hatte ich längst aus meiner Gefühlswelt verbannt. Auf einmal stiegen wieder Emotionen in mir hoch und ich fragte mich, wie ich mich denn in einen sooo alten Mann vergucken konnte.

Tante Else, die mich interessiert beobachtete, sagte nur: »Der hat Geld, der wäre gar nicht schlecht für dich, du willst doch mal ein Geschäft haben. Dieser Mann könnte dich unterstützen und dir dabei helfen. In seinem Alter sind die Männer erst richtige Männer!«

Wusste meine Tante Else, was sie mit ihren Worten in meinem armen, jungen Herzen heraufbeschwor? Ihre Offenbarungen trafen mich wie Peitschenhiebe. Schlag für Schlag zeigte sie mir, was für sie selbst, und wahrscheinlich für das Leben, oder besser gesagt, für das gesellschaftliche Leben, von Bedeutung war. Geld. Ansehen. Verbindungen. Sie hatte den Schleier gelüftet und ihr wahres Gesicht gezeigt. Vor mir sah ich eine ganz andere Tante Else, eine eiskalte, berechnende Frau. Ihre trällernden Operettenarien, die sie bei ihren Gesellschaften zum Besten gab – alles nur Theater? Trotz allem liebte ich sie. So wie sie war, war sie für mich nach wie vor wundervoll.

Weniger wundervoll gestaltete sich unser aller Leben. Es gab fast jeden Tag Fliegeralarm, manchmal zweimal am Tag. An meiner Arbeitsstelle hatte meine Chefin ein Radio stehen, und sie hörte täglich feindliche Sender. Das war aller-aller-strengstens verboten, und wir hatten ihr gelobt, darüber zu schweigen. Niemand durfte davon wissen. Der Sender meldete sich immer mit einem besonderen Gongschlag: BUM, BUM, BUM, BUM! »Hier spricht der Soldatensender Calais, die Luftgeschwader sind im Anflug auf folgende Städte....!« Kaum gesagt, hörte man meistens schon das Dröhnen der Kampfflieger.

Sofort liefen alle in die Keller. Ich rannte nach Hause, ich wohnte ja nur zwei Straßen weiter, meine Chefin eilte in den hauseigenen Keller gemeinsam mit den anderen Angestellten. Niemand, der diese dröhnenden Geschwader jemals gehört hat, wird das irgendwann vergessen.

Noch heute erinnere ich mich mit Schrecken an jenen Tag, als der Soldatensender Calais verkündete, ein großes Luftgeschwader befände sich im Anflug auf Darmstadt. Wir waren in der Hutmacherwerkstatt. Wir liefen nicht in den Keller, sondern blieben im Geschäft, denn Frankfurt war nicht betroffen, es bestand also keine Gefahr für uns.

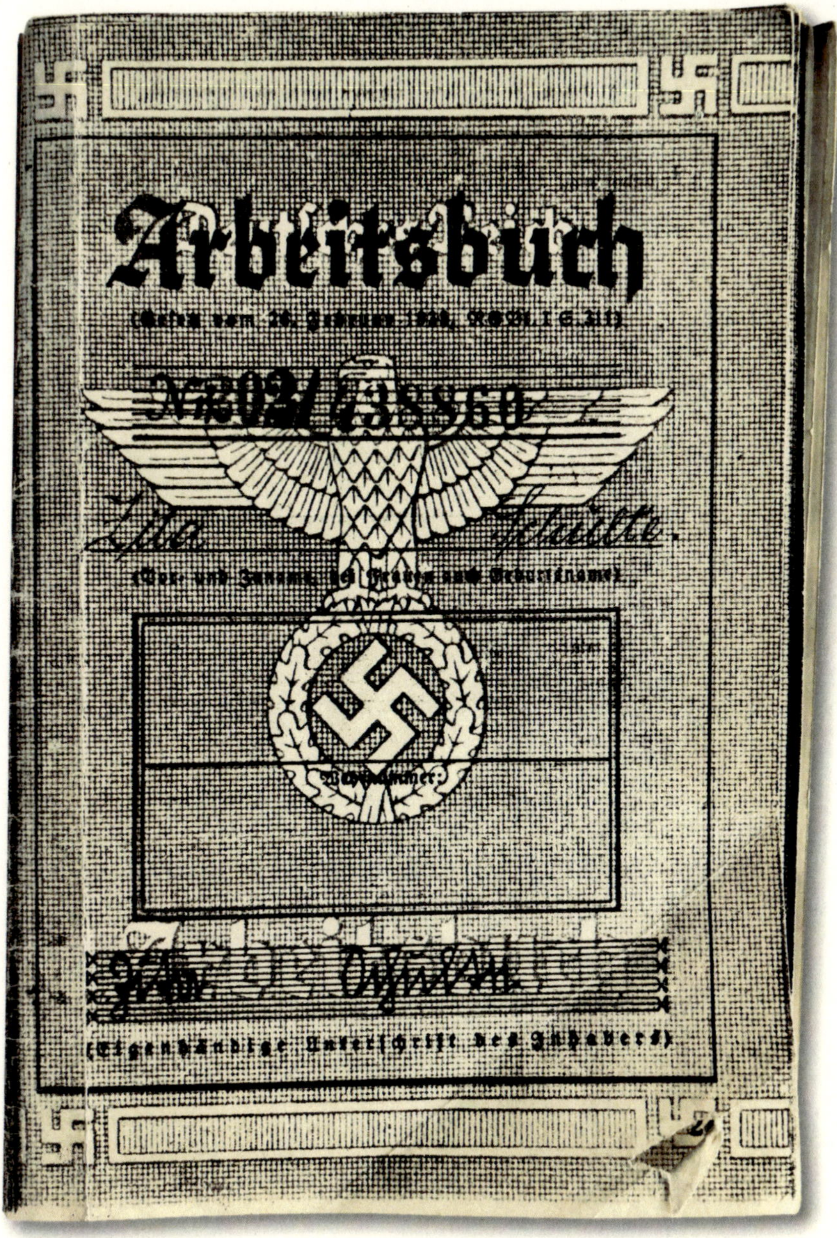

| Das Arbeitsbuch – lückenlose Dokumentation

Dennoch war ich sehr erschrocken, denn ich wusste ja, dass der von mir heimlich geliebte, sehr viel ältere Mann, den ich bei Tante Else getroffen hatte, in Darmstadt Häuser besaß. Ich hatte ihn nicht wiedergesehen, aber sehr viel an ihn gedacht. Meine Fantasien umschwirrten ihn als wäre ich mitten in den Märchen aus 1000 und eine Nacht.

In den Nachrichten am nächsten Tag wurde die Grausamkeit dieses Luftangriffs bis ins kleinste Detail geschildert. Zum ersten Mal hatten die Alliierten mit ihren großen Bomben auch kleinere mit Phosphor gefüllte Brandbomben abgeworfen. Diese waren nicht löschbar, so dass auch die nicht direkt zerbombten Häuser in Brand gerieten. Die Menschen, die davon erfasst wurden, schmolzen zu Leichen in der Größe eines Brotlaibes zusammen. Das erzählte mir ein Soldat, der in Darmstadt bei einem Aufräumungskommando tätig war. Es war das erste Mal, dass ich wirklich riesengroße Angst davor bekam, was alles noch geschehen könnte, welche Verheerungen möglicherweise noch drohten.

Meine Chefin entschied, Frankfurt zu verlassen und nach Michelstadt im Odenwald zu ziehen. Sie besprach sich mit meiner Mama und der Mutter unseres zweiten Lehrmädchens. Meine Chefin beschloss, die Schlüsselgewalt einer Gesellin zu übergeben, sie sollte Geschäftsführerin werden. Wir Lehrlinge könnten dann mit ihr nach Michelstadt ziehen und weiter bei ihr arbeiten. Sie würde unser kleines Gehalt für Kost und Logis einbehalten. Somit könnte ich meine Ausbildungszeit lückenlos absolvieren und auch der Verpflichtung nachkommen, die Schneiderinnenklasse der Berufsschule zu besuchen.

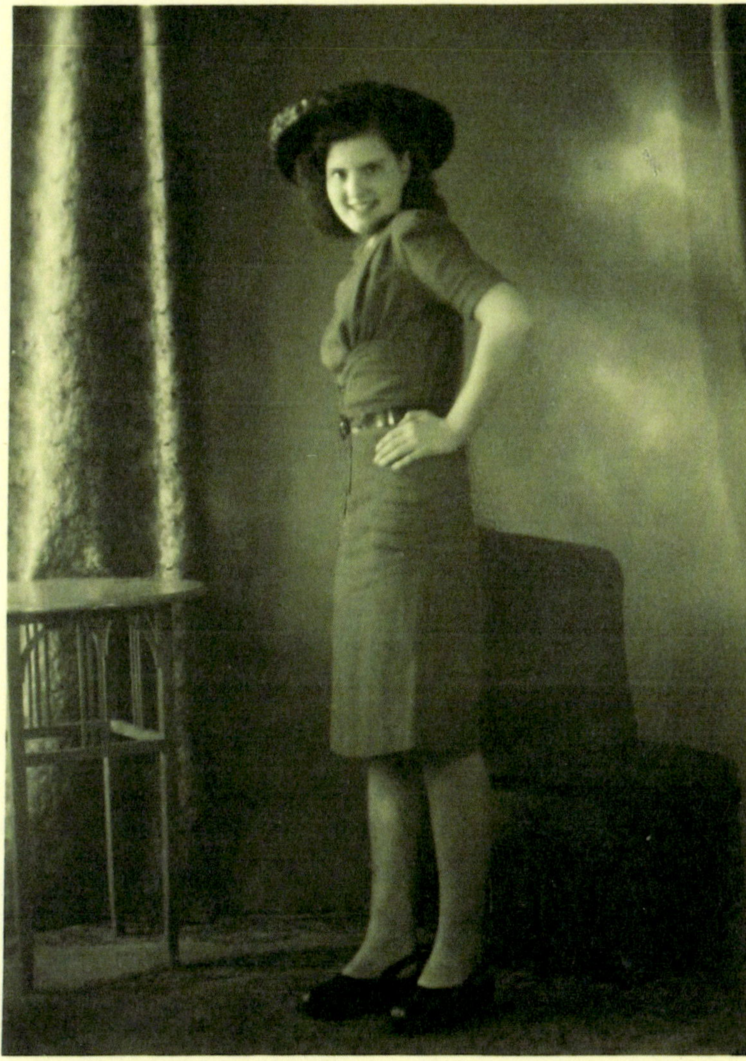

| Zita als junge Dame

Mama und ich behielten es uns vor, mit unserer Entscheidung noch etwas zu warten. Die Chefin wechselte jedenfalls ihren Wohnort, die eine Gesellin trat ihren neuen Posten an, und ich blieb dann doch in Frankfurt. Auch das Radio blieb.

Ein paar Tage nachdem meine Chefin weggezogen war, hatte ich einen Traum. Ich lebte in diesem Traum in Frankfurt, aber unter der Erde. Geschäfte, Straßenbahnen, Züge – alles war unterirdisch. Seltsamerweise konnte man von innen durch die riesigen Fenster der Läden die Straße sehen, aber von außen war es unmöglich, durch die Scheiben in die Geschäfte hineinzusehen. Es gab rollende Treppen, die nach oben und auch nach unten in meine unterirdische Lebenswelt führten. Ich kannte ja nur die Paternosteraufzüge, die niemals anhielten und in die man während der Fahrt hineinsprang. Und aus denen man, am Ziel angelangt, schnell wieder hinaussprang. Diese Fahrten gehörten übrigens zu einer der großen Vergnügungen meiner Kindheit, wenn ich mit Oma, Mama oder Tante Else in einem der großen Kaufhäuser zum Einkaufen war. Mein Traum zeigte mir ein finsteres, ganz anderes Frankfurt als das meiner Kindheit. Was wollte er mir sagen? Ein sehr eigenartiges Gefühl machte sich in mir breit. In mir stieg eine Angst auf, die überhaupt nicht mehr aufhören wollte.

Immer wieder hörten wir im Radio: BUM, BUM, BUM, BUM! An einem Tag erschrak ich so, dass ich schon beim ersten BUM meine Tasche schnappte und hastig aus dem Geschäft nach Hause lief, ohne mich nach den anderen umzusehen. Ich wollte schnell, schnell in den Luftschutzkeller. Offiziell gab es noch gar keinen Luftalarm, und auf der Straße herrschte normaler Betrieb. Ich aber rannte innerlich getrieben so schnell ich nur irgend konnte. ›Wo ist Mama? Ist sie zu Hause? Wie kann ich sie warnen?‹ Ich wusste: heute ist Frankfurt an der Reihe! Wo mögen die Bomber in diesem Augenblick sein? Irgendwo hörte ich es knallen und krachen, die Geräusche waren anders als sonst. Ein erschreckendes Pfeifen war zu hören.

An unserer Haustür kam mir Mama entgegen. Sie stand unten an der Treppe und rief: »Schnell, schnell, Kind, heute wird's ernst!«

Sie erreichte noch vor mir die erste Stufe zum Keller, ich folgte ihr auf dem Fuße. Genau in dem Moment, als ich den ersten Schritt nach unten machen wollte, wurde ich in die Luft geschleudert und landete zusammen mit Mama in einer hinteren Ecke des Kohlenkellers. Wir wurden zugeschüttet mit Dreck, Steinen, Kohlen und Staub. Wir japsten nach Luft, tasteten uns gegenseitig ab, und dann war plötzlich alles vorbei. Bis auf kleinere Schrammen waren wir unverletzt.

Was jetzt? Es war unheimlich, es herrschte Totenstille und vollkommene Dunkelheit. Als wir uns innerlich wieder etwas gefangen hatten, gelang es uns, die Orientierung wieder zu finden und zu erfassen, wo wir waren und was mit uns passiert war. Wir befanden uns in dem zertrümmerten Kohlenkeller. Schnell erkannten wir, dass es keine Treppe mehr nach oben gab, auch der Zugang zu dem unteren Luftschutzkeller war zugeschüttet. Ich fing an zu weinen, Mama brach ebenfalls in Tränen aus. Wird uns jemand finden? Und wie bloß? Wer sucht uns überhaupt, wer vermisst uns? Und wie sieht es da draußen aus? Nur Zerstörung? Ist dies das Ende unseres Lebens?

Erneut stieg in mir die Frage nach Gott auf. Für mich gab es immer nur einen lieben Gott. Und jetzt – was passiert hier? Meine Familie gehörte meines Wissens keiner Kirchengemeinde an, nannte sich aber Evangelisch Lutherisch. Für mich gehörten alle Menschen zu Gott, wer auch immer sie waren. Jetzt betete ich und flehte den lieben Gott an, uns zu retten. Dabei fiel mir ein Liedtext ein, den uns eine fromme Ordensschwester vorgesungen hatte, während ich als Kind mit Masern im Krankenhaus lag. Er lautete ungefähr so: ›Immer wenn du glaubst es geht nicht mehr, kommt irgendwo ein Licht daher, das dir sagt, das ist das Beste und dir zeigt, so ist das Rechte.‹

Ich kann mich heute nicht mehr genau an den gesamten Text erinnern, doch damals, verschüttet in dem Keller mit Mama, gab er mir plötzlich ein tiefes Gefühl von Sicherheit, und ich glaubte fest daran, dass wir aus dieser schrecklichen Lage irgendwie herauszukommen würden.

Irgendwann hörte ich Mama sagen: »Du, ich spüre Luft. Irgendwo muss ein Loch sein! Komm, lass es uns suchen.«

Und tatsächlich – nach dem wir mit aller Kraft einen Gesteinsbrocken nach dem anderen weggeräumt hatten, erblickten wir über uns den weiten Himmel. Wir hangelten uns dem Licht entgegen, kletterten über Trümmer und stiegen buchstäblich über Stock und Stein. Dann erkannte ich endlich, wo wir waren. Wir befanden uns unter dem Hofdach unseres Hauses. Ich sah die kaputten Fenster unserer Wohnung, die zum Hof schauten. Das Haus selbst war stark beschädigt, aber ganz zerstört war es zum Glück nicht. Allerdings war das Hinterhaus stark verwüstet, es wurde von einer Fliegerbombe schräg abrasiert. Die Bombe blieb als Blindgänger im Hof unter dem Dach liegen, ohne zu explodieren und riss das Loch in den Boden, durch das wir nach Draußen gefunden hatten. Somit rettete diese nicht losgegangene Bombe das Leben von Mama und von mir. Oder war es doch der liebe Gott, der uns geholfen hatte? Der uns das Licht zum Hof finden ließ? Jedenfalls mussten wir uns an der Bombe vorbei zwängen, um ganz ins Freie zu gelangen. Wer es nun war – Gott oder die Bombe, ich kann mich erinnern, dass ich die Bombe sogar gestreichelt habe aus innerer Dankbarkeit, weil sie nicht explodiert ist.

Es kamen noch weitere Menschen aus den Trümmern gekrochen. Alle halfen dabei, einen Weg zu finden in Richtung Taunusanlage. Dort waren von der Stadt Frankfurt zusammen mit dem Roten Kreuz Notanlagen und weitere Einrichtungen als Erste Hilfe für die Bevölkerung gebaut worden. Es gab sogar noch ein Tanzpavillon aus Kaisers Zeiten, der, ähnlich wie die großen öffentlichen Luftschutzkeller, mit Feldbetten, fließend Wasser, Toiletten, Decken usw. ausgestattet war. Wir zählten etwa zwanzig Leute, die es schafften, dorthin zu gelangen. Auf der anderen Seite der Taunusanlage gab es zwar keine zertrümmerten Häuser, aber dort ging ein Regen von Brandbomben nieder. Etliche Bäume in der Anlage brannten, und Helfer, die gelernt hatten zu löschen, benutzten die Löschwasserbecken, um die Bäume zu retten. Es gelang ihnen jedoch nur zum Teil, da auch hier diese unlöschbaren Phosphorbomben abgeworfen worden waren.

Von hier aus beobachtete ich das brennende Dach des großen Frankfurter Opernhauses. Die riesigen, auf dem Dach angebrachten Steinfiguren fielen eine nach der anderen in sich zusammen. Es war ein zutiefst erschütternder Anblick.

Kriegsende und rasanter Wiederaufbau

Es mag noch so viel Zeit vergangen sein, und ich kann noch so viel über die grauenvollen Ereignisse nachdenken – es ist praktisch unmöglich zu schildern, wie mir damals zumute war.

Ich war nur noch dabei zu agieren, zu funktionieren, so gut es ging. Meine Gefühle waren wie abgeschaltet. Mich beschäftigten die Fragen nach dem Warum dieses verheerenden Krieges nicht. Ich wollte nur endlich wissen: ›Wie geht's weiter? Wie komme ich zurück in die Wohnung? Was ist davon noch übrig? Was ist mit dem Hutsalon passiert, was mit Tante Elses Wohnung? Und was ist mit Oma geschehen?‹

Sämtliche Wege und Straßen ringsum waren verschüttet. Häuser brannten, Dächer brannten, ein Feuersturm wütete und schwoll immer mehr an. Etliche Frauen und Männer waren zwar damit beauftragt, für Ordnung zu sorgen – wir erkannten sie an ihren amtlichen Armbinden, – doch sie konnten nur versuchen, uns zu beruhigen. Sie wiesen uns in die Taunusanlage, also in die Notunterkunft ein, verteilten die Verwundeten auf die Feldbetten. Für uns wurden Tische als Schlafplätze hergerichtet, jeder bekam eine Decke. Es war unmöglich, das Gebäude zu verlassen.

In einem der Räume bemühte sich ein Mann, mit Hilfe eines Funkgeräts, Kontakt zu einer Koordinationsstelle herzustellen und Beistand zu holen, denn er hatte ja von uns die Information bekommen, dass an einem Haus eine Blindgänger-Bombe lag. Die Situation war unberechenbar, die Bombe konnte jederzeit losgehen.

›Oh, lieber Gott, bitte nicht! Lass die Bombe schlafen, lass sie nicht explodieren! Diese Bombe hat ja tatsächlich auch Menschen das Leben gerettet. Es ist alles so unheimlich, bitte, bitte mach, dass Hilfe kommt!‹ Ich glaube, ich habe die ganze Nacht betend neben meiner weinenden Mama verbracht. Ich muss das hier so betonen, denn ich war eigentlich keine große Freundin von Gebeten. Aber in dieser Situation fielen mir die Gebete leicht, sie kamen wie von selbst, waren mir irgendwie vertraut.

Und tatsächlich. Nach zwei Tagen tauchte in der Notunterkunft unser Blockwart auf. Er hatte überlebt und dafür gesorgt, dass die Bombe entschärft wurde. Jetzt konnten auch die Trümmer beseitigt werden. Er teilte uns außerdem mit, dass unser Haus nur noch zur Hälfte stand. Unsere Seite des Hauses, wo unsere Wohnung lag, sei unbeschädigt. Die Wände und das Dach des Treppenhauses seien zwar eingestürzt, aber die Treppe sei trotzdem begehbar. Die andere Hälfte des Hauses sei allerdings komplett zertrümmert, auch die anschließenden Häuser gäbe es nicht mehr. Die meisten Gebäude auf der anderen Straßenseite seien ebenfalls kaputt, außerdem gäbe es viele Tote in den Häusern. Alles sei so irrsinnig schnell gegangen, weil der Alarm einfach zu spät ausgelöst worden sei.

Der Blockwart sagte uns, wir sollten so lange in der Anlage bleiben, bis die Räumfahrzeuge die Straßen frei gebaggert hätten.

Wir hielten uns daran, eine andere Möglichkeit blieb uns sowieso nicht.

Noch immer strömten Menschen in unsere Unterkunft, viele auf der Suche nach etwas zu essen. Soldaten hatten bei uns Pakete mit Marschverpflegung abgegeben, das muss sich schnell herumgesprochen haben. Außerdem brachten uns liebe Menschen, deren Häuser und Wohnungen größtenteils unbeschädigt waren, heißen Kaffee, Tee und belegte Brote.

Es vergingen zwei Tage, dann waren die Straßen endlich soweit geräumt, dass wir zurück in unsere Wohnung konnten. Wir kletterten über die Trümmer, stiegen über riesige Steinbrocken, stapften unsicher an bröckelnden Mauern vorbei. Es sah schlimm aus. Kein Fenster mehr ganz, überall Scherben. Alles was umfallen konnte, war umgefallen und zerbrochen. Die Eingangstür zu unserer Wohnung ließ sich zwar noch öffnen und schließen, doch sämtliche Scheiben des Hauses waren zersplittert.

Mama fing sofort an, per Hand und mit dem Besen sauber zu machen. Sie warf den gesamten Schutt und Dreck aus dem Fenster. Für uns war es ein Wunder, dass unser Haus noch stand. Es gab sogar noch fließendes Wasser im Haus. Unser Elektroherd funktionierte natürlich nicht, und wir hatten kein Licht. Doch unser Kohleofen konnte geheizt werden, kochen war also möglich. Gott sei Dank!

Ich ließ Mama alleine und machte mich auf den Weg zu meinem Arbeitsplatz. In welchem Zustand würde ich ihn vorfinden? Wieder stieg ich über Schutt und rauchende Trümmer, hier war fast alles zerstört. Auch ich war am Boden zerstört. Wieder heulten die Sirenen, wieder flogen die Fliegergeschwader über Frankfurt. Doch diesmal verschonten uns ihre Bombenladungen, sie sollten über einer anderen Stadt explodieren. Ein Wunder für uns – wieder einmal davongekommen.

Tante Elses Haus war nicht kaputt. Auch die gegenüberliegende große Börse war nur relativ leicht beschädigt. In verschiedenen Geschäften waren sogar die Schaufenster samt Dekoration noch intakt. Es war aber entsetzlich, mitten in einem solchen Chaos zu stehen, durch die Straßen zu laufen, sich umzusehen und festzustellen:

»Das ist kaputt, das nicht, das nur halb.« Ein Mann stand in seinem eingestürzten Blumenladen und verschenkte seine noch lebenden Pflanzen an die vorbeigehenden Passanten. Aber viele wollten sie gar nicht haben. Ich bekam ein paar Rosen, die ich voller Freude meiner Mama mitbrachte.

Tante Else und meine Mama machten sich auf, um nach Oma zu sehen. Welch ein Schock: Das gesamte Gebäude lag in Schutt und Asche, teilweise brannte es sogar noch. Man hatte Oma ausgegraben und in ein Krankenhaus gebracht. Dort starb sie kurze Zeit später.

Wir waren vollkommen erschüttert und unendlich traurig. Tante Else organisierte die Beerdigung, Oma wurde in Opas Grab beigesetzt.

Ich konnte leider nicht bei der Beerdigung sein, denn inzwischen war ich in Michelstadt gelandet, um meine Lehrzeit in dem dortigen Hutatelier meiner Chefin zu beenden. Kurze Zeit später verließ Mama Frankfurt und zog zu unseren Freunden nach Gießen. Nach Abschluss meiner Lehrzeit wurde ich aus der Firma entlassen und begab mich ebenfalls nach Gießen. Dort erlebte ich dann das Kriegsende und die anschließende amerikanische Besatzung. Rückblickend erscheint mir alles so verrückt, so unfassbar!

Manche unserer Freunde hatten im letzten Kriegsjahr mit einigen Franzosen, die in einem Kriegsgefangenenlager lebten, Freundschaft schließen können. Französische Freigänger, begleitet von deutschen Wachleuten, durften uns hin und wieder besuchen. Wir tauschten uns aus, und sie waren froh, auch mal private Gespräche führen zu können.

Diese Franzosen bereiteten uns kurz vor Kriegsende dann auch auf die Ankunft der Amerikaner vor. Wir begrüßten sie, gemeinsam mit den Franzosen. An einen gespenstischen Vorfall kann ich mich noch gut erinnern. Ein Bekannter unserer französischen Freunde hatte gerade noch rechtzeitig zwei Hitler-Jungen in Uniform, die sich irgendwo versteckt hatten, entdeckt. Sie hatten eine Panzerfaust bei sich und wollten sie abschießen, um am Ende Deutschland doch noch zu retten. Nicht auszudenken, was passiert wäre, wenn sie die Waffe tatsächlich eingesetzt hätten!

Die Franzosen haben dann, gemeinsam mit den Amerikanern, die am Flughafen gelagerten Lebensmitteldepots für die Bevölkerung geöffnet. Allerdings haperte es an der Organisation – unkontrolliert wurde das Depot geplündert und niemand griff ein. Ein fürchterliches Chaos!

Schnell sprach sich die Öffnung des Lagers herum. Immer mehr Menschen eilten herbei, um sich mit Nahrung einzudecken. Sie kamen mit Kinderwägen, Schubkarren, Bollerwagen. »Dicke Bayern«, wie es hieß, rückten sogar mit ihren Pferdewägen an. An einem einzigen Tag war alles leergeräumt.

Mama und ich kamen mit einem Bollerwagen. Unsere Beute bestand aus Mehl und Hülsenfrüchten. Wir brauchten danach volle zwei Stunden, um den vollgepackten Wagen nachhause zu ziehen – eine unglaubliche Kraftanstrengung! Als wir endlich zurück waren, freuten sich alle riesig. Mich befiel allerdings ein komisches Gefühl: ›Habe ich jetzt gestohlen? Müssen wir das wieder abgeben? Werden wir vielleicht von irgendeiner Instanz bestraft? Und was ist, wenn unsere Soldaten doch noch den Krieg gewinnen?‹ Solche Ängste spukten in mir, doch die Franzosen beruhigten uns. Die kämpfenden Amerikaner seien längst weitergezogen, wir müssten keine Angst haben. Gott sei Dank!

Das Anwesen unserer Gießener Freunde lag übrigens nicht direkt in der Stadt, sondern in einem kleinen dörflichen Vorort. Hier befand sich das oben erwähnte französische Kriegsgefangenenlager. Jetzt flatterten dort und auch vor dem Bürgermeisteramt die amerikanische und die französische Fahne.

Wir wollten so schnell wie möglich zurück nach Frankfurt, doch der Krieg war ja noch nicht überall vorbei. Die Franzosen kämpften in Mainz, die Amerikaner in Wiesbaden. Unsere neuen, nunmehr aus der Gefangenschaft befreiten französischen Freunde informierten uns und hielten uns auf dem Laufenden. Sie warteten sehnsüchtig auf ihre Heimreise.

Nach und nach versuchte man Ordnung in die chaotischen Verhältnisse zu bringen. Eine diffizile organisatorische Aufgabe. Eines Tages erhielten wir ein Registrierungs-Papier, eine Art Passierschein, der später nur innerhalb der amerikanischen Besatzungszone gültig sein sollte.

Dann der Paukenschlag: HITLER IST TOT! Der Krieg ist vorbei! Unfassbar! Alle drehten durch: Besoffene Amerikaner! Besoffene Franzosen! Besoffene Deutsche! Unsere Freude war so grenzenlos, dass keiner daran dachte, dass wir Deutschen ja jetzt den Krieg verloren hatten. Hauptsache kein Krieg mehr, Hauptsache der Horror hatte ein Ende. Das musste gefeiert werden.

Es sollte noch zwei Monate dauern, bis wir wieder nach Frankfurt zurück konnten. Inzwischen war das Gefangenenlager geräumt, und einige Bauern-Töchterchen, die heimliche Liebschaften eingegangen waren – l'amour, l'amour – wechselten nun die Uniformen. Sie trugen nicht mehr braun sondern blau, waren jetzt »Fräuleins«. Ihren Haushalt konnten sie ab sofort mit amerikanischer Kantinenverpflegung aufstocken.

Es war einfach wunderbar! Kein Krieg mehr, keine Bomben, und dann auch noch ein märchenhafter Frühsommer. Ich half bei der Feldarbeit, erholte mich prächtig, war braungebrannt und alle Fragen, nach dem ›wie geht es weiter‹ verdrängte ich einfach. Was für ein Glückgefühl! Ich kann es gar nicht anders sagen – ich fühlte mich pudelwohl.

Zurück in Frankfurt. Wir kamen mit schweren Taschen voller bäuerlicher Lebensmittel zu Hause an. Als Dank für meine Hilfe bei Räumungsarbeiten, hatte man mir eine alte bäuerliche Hessentracht geschenkt. Sie bestand aus einem bodenlangen Rock, zu dem vier Unterröcke gehörten, einer handgewebten Leinenbluse, einer Strickjacke mit Überwurf-Tuch und einer bestickten Haube als Kopfbedeckung. Ich nähte mir davon richtig schöne Kleider. Mama bekam zwei Röcke.

Unglaublich, in welch gutem Zustand wir unser Haus vorfanden! Vor meinem geistigen Auge sah ich noch die zerstörte Wohnung – und nun diese wunderbare Überraschung: Die Fenster und Türen waren wieder heil! Unser Zuhause war wieder bewohnbar. Die Instandsetzung unserer Wohnung hatten wir Tante Else zu verdanken. Sie hatte den noch übrig gebliebenen Freundes- und Bekanntenkreis herbeigerufen und alle packten mit an, halfen sich gegenseitig, organisierten die Aufräum- und Reparaturarbeiten.

Ich hatte noch die Bilder der Zerstörung im Kopf. Meine damalige Arbeitsstelle, fast die gesamte Stadt – alles in Trümmern. Und nun waren die Straßen innerhalb kürzester Zeit geräumt und begehbar. Die Straßenbahnen fuhren wieder, es öffneten immer mehr Geschäfte und Kaffeehäuser. Unfassbar, wie schnell die Stadt wiederaufgebaut worden war und zu neuem Leben erwachte. Gewiss, überall sah man noch die bis heute bekannten Trümmerfrauen, die mit Spitzhacken Geröll und Schutthaufen beseitigten, teilweise mit bloßen Händen schwere Steine schleppten und Dreck wegschafften. Was für eine körperliche Schwerstarbeit!

Auf dem sogenannten Schwarzmarkt bekam man alles, was man brauchte. Auch die Amerikaner mischten mit, vor allem bei Tauschgeschäften: Sie bekamen beispielsweise Kleidungsstücke oder Gegenstände, auf denen Hakenkreuze zu sehen waren – für sie besonders beliebte Souvenirs. Dafür gaben sie uns amerikanische Zigaretten. Ich habe übrigens niemals erlebt, dass irgendetwas beschlagnahmt wurde.

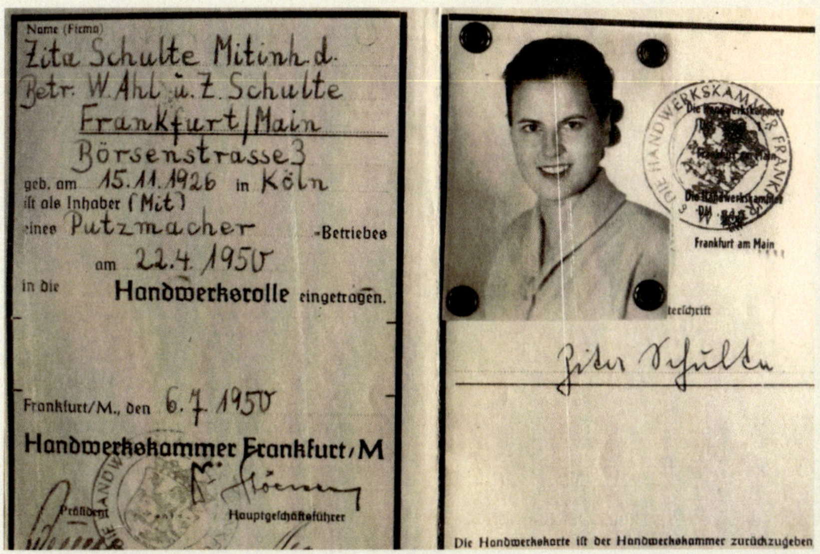
Name (Firma)
Zita Schulte Mitinh. d.
Betr. W. Ahl u. Z. Schulte
Frankfurt/Main
Börsenstrasse 3
geb. am 15.11.1926 in Köln
ist als Inhaber (Mit)
eines Putzmacher -Betriebes
am 22.4.1950
in die Handwerksrolle eingetragen.
Frankfurt/M., den 6.7.1950
Handwerkskammer Frankfurt/M
Präsident Hauptgeschäftsführer
Frankfurt am Main
Zita Schulte
Die Handwerkskarte ist der Handwerkskammer zurückzugeben

|Nun bin ich in der Handwerkerrolle eingetragen

Die Amerikaner führten die Gewerbefreiheit ein, so dass jeder, der eine Möglichkeit dazu fand, selbständiger Unternehmer werden konnte. Im Handumdrehen war Frankfurt wieder eine lebendige, voll funktionierende Stadt.

Zu Tante Elses Freundeskreis gehörten jetzt Großhändler, Grundstücksmakler, Bauunternehmer und Banker. Diese Verbindungen wurden mir erst viele Jahre später richtig bewusst. Damals nahm ich kaum davon Notiz, denn für mich stand jetzt im Vordergrund, wieder Arbeit zu finden. Wer brauchte Hüte? Die Frauen trugen Kopftücher oder zu einem Turban geschlungene Tücher. Ich zögerte noch, zum Arbeitsamt zu gehen.

Eines Tages meldete sich mein »heißgeliebter toller Mann« – Wilhelm. Er tauchte wieder bei Tante Else auf, mit vielen gute Nachrichten. Seine Besitztümer in Darmstadt hatten keinen Schaden genommen. Dass er beim deutschen Militär gewesen war, schadete ihm nicht, er wurde entnazifiziert. Nun war er dabei in Frankfurt die zerstörten Markthallen wiederaufzubauen und mit Waren zu versorgen.

Mein Wiedersehen mit ihm verlief genau wie beim ersten Mal – Herzrasen, rot werden, Hitzeanfall, große Verlegenheit. Ich dachte, ich falle in Ohnmacht. Und er? Er begrüßte mich herzlich wie eine alte Bekannte und sagte, dass wir uns jetzt öfter sehen würden. Dann nahm er mich liebevoll väterlich in den Arm. Wieder dieses bezaubernde, verschmitzte Lächeln in seinen Augen und um seinen Mund. Es hatte mich damals schon entzückt! Doch dann rief ich mich schnell zurück. ›Oh Zita, was willst du mit dem alten Mann? 20 Jahre älter, und du hast ihn sowieso nicht für dich allein. Tante Else sagte es doch bereits, er hat bestimmt viele Frauen!‹ So wehrte ich mich tapfer gegen meine aufgewühlten Gefühle, kämpfte dagegen, zum ersten Mal in meinem Leben wahrhaftig verliebt zu sein. Ich entschloss mich zur Gelassenheit.

Wilhelm sorgte dafür, dass Mama in der wieder aufstrebenden Markthalle einen kleinen Stand bekam. Dort konnte sie in zwei großen Backöfen gebratene Schweinshaxen zubereiten. Dazu gab es Sauerkraut und ein Stück Brot. Die Leute aßen das Gericht aus der Hand, es verkaufte sich prächtig! Man könnte sogar sagen, es war eine richtige Sensation! Mama war glücklich. Hier kam die geschäftstüchtige Wirtstochter zum Vorschein. Da ich selbst noch keine Arbeit gefunden hatte, konnte auch ich zupacken und ihr

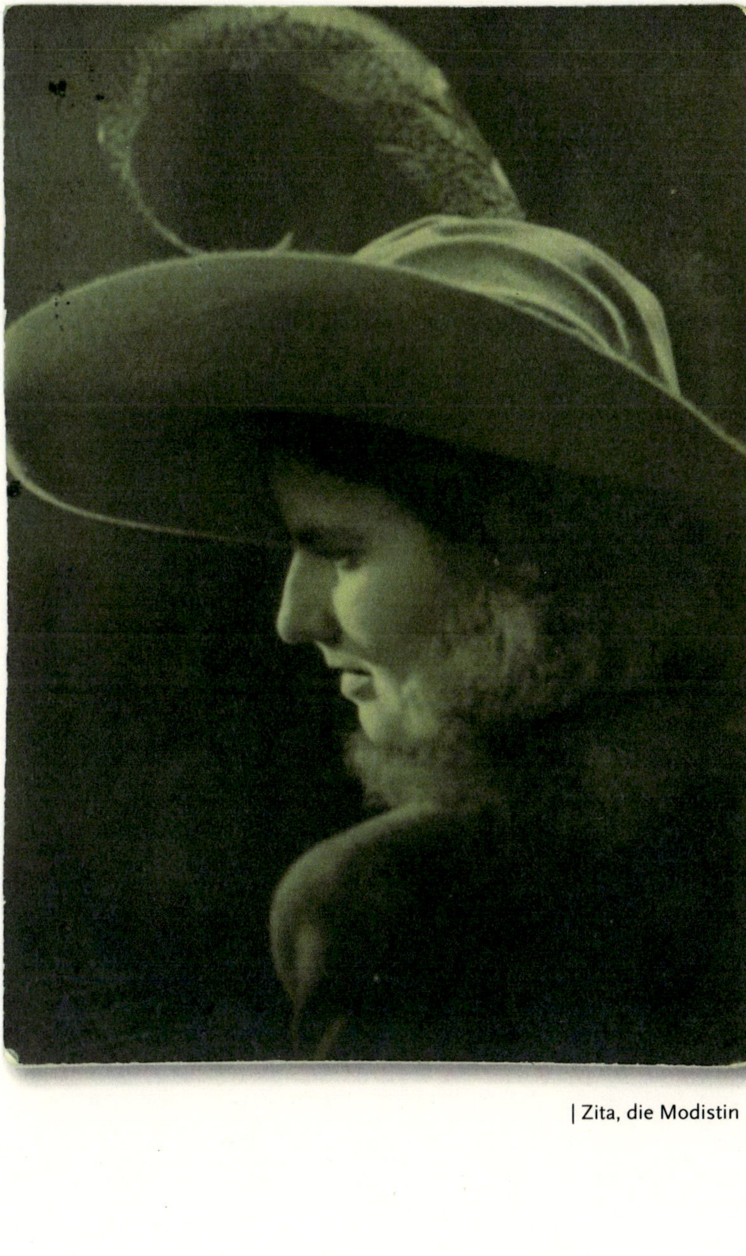

| Zita, die Modistin

helfen. Aber nur vorübergehend, denn innerhalb kurzer Zeit vermittelte mir das Arbeitsamt eine Anstellung als Modistin.

Zwei lesbische Freundinnen, die eine Schneiderin, die andere Hutmacherin, eröffneten gleich neben dem Frankfurter Hauptbahnhof in einem der wunderschönen alten Patrizierhäuser ihren Salon. Er lag im ersten Stock. Unten im Haus war eine Bar, die von Geschäftsleuten, vielen Amerikanern und auch Prostituierten gut besucht wurde. Da es in jener Zeit üblich war, dass die Damen aus diesem Gewerbe, um Aufmerksamkeit zu bekommen, auf der Straße nicht nur Zigaretten rauchten, sondern besonders auffallende Kleidung und große Hüte trugen, florierte der Salon der zwei Freundinnen.

Ich konnte dort frei und kreativ arbeiten, hatte interessante Einblicke in die Arbeitsweise der beiden Frauen. Und das nebenbei – ich bekam auch aus nächster Nähe mit, was sich zwischen so manchen Männern und den Frauen auf dem Straßenstrich abspielte.

Die Amerikaner hatten in Frankfurt ihren Hauptregierungssitz. Tag und Nacht fuhren amerikanische Soldaten in ihren Jeeps durch die Stadt, kontrollierten die Straßen, sprachen mit Passanten und forderten sie auf, sich Filme anzusehen, die die Besatzungstruppen über den Kriegsablauf und auch über die Befreiung von Konzentrationslagern gedreht hatten. Wer einen der Filme gesehen hatte, bekam eine Anstecknadel und wurde nicht mehr angesprochen.

Natürlich machten uns diese Dokumentationen absolut sprachlos. Die Filme lösten Entsetzen bei uns aus, wir erschraken zutiefst und konnten einfach nicht glauben, was wir da sahen. Wer von uns in der Heimat wusste denn etwas von dem tatsächlichen Geschehen an der Front? Von den Gräueltaten in den Konzentrationslagern? Die deutschen Soldaten, die während ihres Fronturlaubs nach Hause kamen, erzählten ihren Familien zwar vom Krieg, aber aus einer anderen – aus ihrer eigenen Sicht. Vermutlich versuchten sie das erlebte Grauen nicht allzu nah an sich und ihre Lieben heranzulassen.

Ziel der Amerikaner war es, die Spielregeln einer demokratisch verfassten Gesellschaft in Deutschland wieder einzuführen. Manche in unserem Land empfanden die ›Umerziehung‹ durch die Besatzer als Bevormundung, und die von vielen als rigoros empfundene Entnazifizierung sorgte unter vielen Deutschen für erhebliche Unruhe. Doch Jahr um Jahr entspannte sich die Stimmung im Land immer mehr.

In der ersten Zeit der Besatzung, daran kann ich mich noch erinnern, wurden die Amerikaner angehalten, keine engen Beziehungen zu uns Deutschen einzugehen, aber schließlich wurde das sogenannte »Fraternisierungsverbot« aufgelockert. Die Amerikaner verbrachten ihre Abende nicht mehr nur unter sich auf ihren Cocktail-Partys, die Offiziere und ihre Frauen suchten jetzt den gesellschaftlichen Kontakt zu uns Deutschen. Amerikanische Soldaten verliebten sich in junge deutsche Frauen, und so manche Ehe wurde geschlossen.

Fest steht, dass die amerikanische Besatzungszone hervorragend regiert und verwaltet wurde. Die Amerikaner förderten den Wiederaufbau unseres Landes, verteilten die aus den USA eintreffenden Carepakete unter der Bevölkerung, sorgten dafür, dass der Straßen- und Schienenverkehr rasch wieder in Gang kam.

Wir waren sehr dankbar, denn wir erlebten ja, wie wichtig es den Amerikanern war, die Funktionsfähigkeit der deutschen Wirtschaft wiederherzustellen. Es dauerte auch nicht lange, bis die Pressefreiheit wieder galt. Verboten war nun allerdings jegliche Kritik an der Besatzungsmacht.

Ich selbst fühlte mich sehr wohl während der amerikanischen Besatzungszeit. Die mir von den Nazis eingebläute Verachtung für alles, was nicht Deutsch ist, kehrte sich vollkommen um. Die eingeimpfte Antipathie fiel komplett von mir ab, mit Begeisterung nahm ich die amerikanische Lebensweise in mir auf. Die neuesten Filme aus Hollywood faszinierten uns alle! Leider habe ich aber nie gelernt, Englisch zu sprechen. Ich hatte weder einen amerikanischen Brieffreund noch freundschaftliche Beziehungen zu den Besatzern.

Mein persönlicher Freundeskreis bestand nach wie vor aus meiner Freundin Ria, die ich in meiner allerersten Lehre zur Schaufensterdekorateurin kennengelernt hatte, und der Clique langjähriger Freunde und Freundinnen. Wir feierten viele Partys, trafen uns mal hier, mal dort – dafür hatten wir vier Wohnungen zur Auswahl. Wir legten Schallplatten auf, tanzten, rauchten Zigaretten und tranken viel Alkohol. Außerdem strömten wir in die Tanzschulen und Tanzcafés. Besonders lustig war es im Schwimmbad, wo wir auch dauernd neue Leute kennen lernten. So erweiterte sich unsere Clique, denn wir waren ein fröhliches Völkchen und bezogen jeden herzlich mit ein.

Papa war noch immer nicht zurück. Soweit wir wussten, war sein letzter Aufenthalt Minsk. Aber vielleicht war er inzwischen

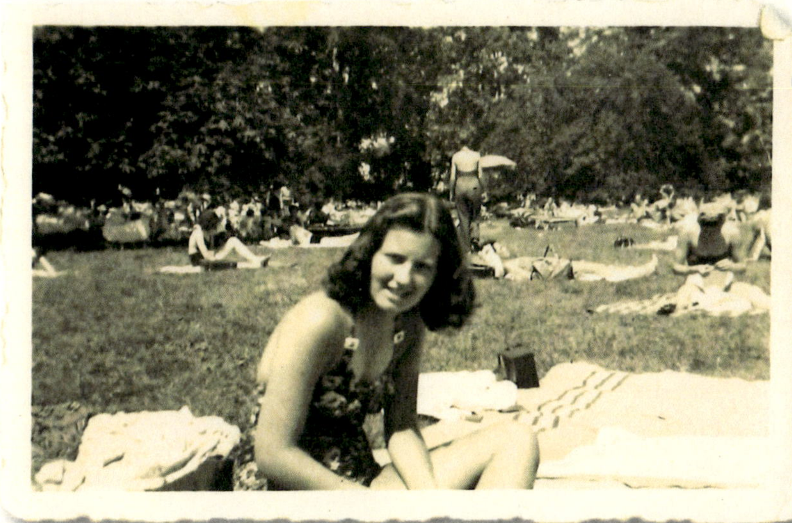

| Zita im Schwimmbad

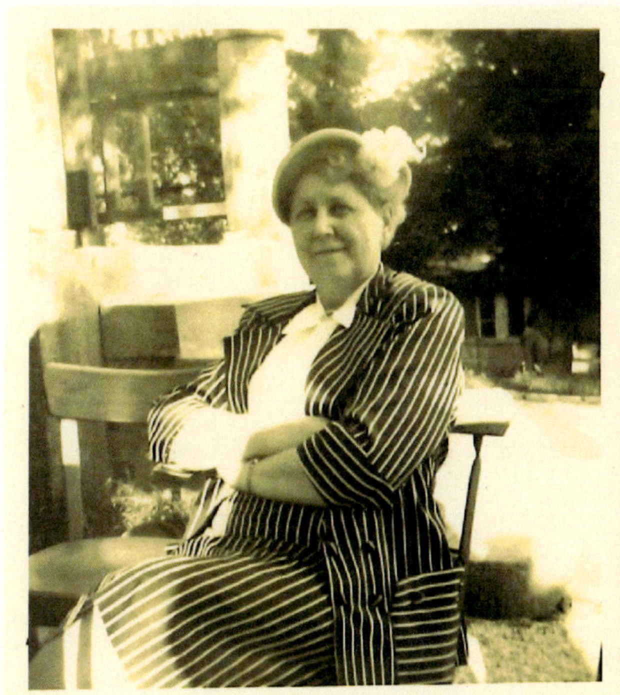

| Meine Mutter, die Schwester meines leiblichen Vaters

ganz woanders? Vielleicht in russischer Gefangenschaft – irgendwo? Wir bekamen keinerlei Informationen. Mama wurde sehr krank, vermutlich vor Kummer und Sorgen. Sie war nicht mehr in der Lage zu arbeiten. Tante Else sorgte dafür, dass sie ins Krankenhaus kam. Es war sehr, sehr schlimm, denn meine Mutter hatte Brustkrebs. Beide Brüste mussten amputiert werden. Entsetzlich.

Ich kann heute nur schwer beschreiben, wie es war, diese schreckliche Krankheit meiner Mutter und ihr tiefes damit verbundene Leid, begleitet zu haben. Ich weiß aber noch, dass ich mich immer wieder fragte: ›Wie kann man einem Menschen in dieser Situation helfen? Wie kann ich Mama trösten? Wie würde Papa reagieren und mit ihrer Krankheit umgehen? Warum hat sie nie geklagt?‹ Sie gehörte einfach nicht zu dem Menschen, die klagen.

Wenn ich an meine Kindheit denke, erinnere ich mich sofort an unsere zahlreichen anstrengenden Umzüge. Nie bekam ich von Mama ein klagendes Wort zu hören. Immer schluckte sie alles in sich hinein. Da lag sie nun, schwer krank. Ich war hilflos und wusste mir keinen Rat.

Das Rad des Lebens drehte sich weiter. Meine Mama kam nach Hause, kraftlos, abgemagert, das Gesicht schmerzverzerrt. Als ich ihre Wunden zum ersten Mal sah, rechts und links unter den Armen, bin ich fast zusammengebrochen vor Mitleid. Die Lymphdrüsen waren entfernt worden, der Körper war durch lange tiefe Narben bis zum mittleren Rippenbogen verunstaltet. In diesem Augenblick bereute ich jedes böse Wort, das ich je zu meiner Mutter gesagt hatte, jede noch so harmlose Schwindelei. Sogar den lieben Gott bat ich um Verzeihung, denn irgendwie fühlte ich mich mitschuldig an ihrer Krankheit.

Tante Else kam jeden Tag, um Mama zu helfen und ihre Wunden zu versorgen. Auch ich habe gelernt, Mama zu pflegen und mich um ihre Wunden zu kümmern. Innerlich begleitete ich sie mit meinen innigsten Heilungswünschen.

In der damaligen Zeit wurden Operationen an der Brust, wie die bei meiner Mutter, mit eher simplen und im Vergleich zu heute recht deftigen Methoden durchgeführt. Dennoch erholte sich Mama erstaunlich schnell. Es dauerte nicht lange, schon hielt sie wieder selbst die Wohnung in Ordnung und ging einkaufen. Allerdings konnte und durfte sie keine schweren Sachen tragen oder Kohlen aus dem Keller holen. Da damals weder eine Reha oder irgendwelchen Erholungskuren nach einer OP angeboten wurden, mussten die Menschen nach Verlassen des Krankenhauses alleine zurechtkommen.

Mama war oft bei Tante Else, die umgezogen war. Sie wohnte jetzt auf der anderen Seite des Mains in Sachsenhausen. Sie hatte eine schöne, geräumige Zwei-Zimmer-Wohnung mit Küche und Bad gefunden. Außerdem hatte sie eine Gaststätte gepachtet, in der es auch eine Bar gab. Mama war bald wieder voll in ihrem Element, versorgte die Gaststätte mit hausgemachtem Kartoffelsalat, Selleriesalat, Frikadellen, Sole-Eiern etc. Gesundheitlich machte sie große Fortschritte.

Wie zu erwarten, wurde die Wirtschaft ein Treff für alte Bekannte. Ein Musiker spielte allseits beliebte Lieder auf einem großen Akkordeon und unterhielt die Gäste mit Witzen. Meine Tante Else trällerte Arien aus bekannten Operetten. So bekam ich die

Gelegenheit, das Gaststättengewerbe mit ganz anderen Augen zu sehen als zu Kinderzeiten in der Wirtschaft von Opa und Oma.

Mein 21. Geburtstag wurde in Tante Elses Bar-Restaurant ganz groß gefeiert. Es kamen viele Freunde und Bekannte, wünschten mir alles erdenklich Gute für die Zukunft – es war eine unbestimmte Zukunft ohne feste Pläne, der ich mit viel Spannung und Neugierde entgegensah. Tatsächlich fühlte ich mich damals sehr alt – viel, viel älter als 21 Jahre, natürlich ohne wirklich zu wissen, wie es tatsächlich ist, alt zu sein.

Jedenfalls brachte das 21. Lebensjahr überraschende Veränderungen mit sich. Ich war jetzt volljährig und auf einmal siezte man mich, sogar an meiner Arbeitsstelle. Ich war nun auch kein Fräulein mehr, sondern eine Frau – ziemlich gewöhnungsbedürftig für mich. Mein Lohn wurde nicht mehr an meine Mutter ausbezahlt, ich durfte ihn selbst in Empfang nehmen und quittieren. Auf der Bank war ich jetzt alleine geschäfts- und kreditfähig. Außerdem gab es ab dem 21. Lebensjahr für die gleiche Arbeit wie bisher automatisch einen höheren Lohn, was aber auch höhere Abzüge zur Folge hatte. Am Ende verdiente ich also kaum mehr als zuvor. Doch ich freute mich trotzdem.

Unten am Main wurde in Frankfurt jedes Jahr ein großes Volksfest gefeiert. Auf beiden Ufern des Flusses herrschte ein lustiges Treiben mit vielen Verkaufsständen, mit Bier- und auch Weinzelten. Es war eine lustige Kirmesstimmung mit Tanz und Musik. Es wurde fröhlich geschunkelt und viel gelacht, die Leute aßen mit Genuss, tranken ihren Apfelwein und ihr Bier.

Eines Tages, als ich die Kirmes besuchte, zog es mich zu den Karussells. Vor der Schiffschaukel machte ich halt. Als Schulkind war das mein Lieblingskarussell. Unwillkürlich musste ich an meine Kindheit denken und an meine ehemaligen Schulkameraden. ›Wie viele haben wohl den Krieg überlebt? Wer von ihnen ist noch in Gefangenschaft? Wo sind sie, die Schüler von damals? Was ist aus ihnen geworden?‹

Zwei meiner Mitschülerinnen hatten Amerikaner geheiratet, das wusste ich. Und die Jungen aus meiner Parallelklasse -›wohin hatte sie das Schicksal verschlagen?‹ Diese Frage stellte ich mir, weil sich damals einer dieser Jungen in mich verguckt hatte. Sein Name war Günter. Er wartete meistens nach Schulschluss auf mich, um mir meine Schultasche nach Hause zu tragen. Wenn ich dann die Tür öffnete machte er im Treppenhaus für mich das Licht an. Ich musste dann immer lachen, denn er war nicht sehr groß gewachsen und er musste kurz hochspringen, um an den Schalter zu kommen. Er schnitzte mir einmal aus Baumrinde Herzen mit unseren Namen drauf und steckte sie mir heimlich zu. Er war richtig lieb und süß.

›Wo steckt er wohl heute‹, fragte ich mich, ›was macht er und wie geht es ihm?‹ Seltsam – wieso musste ich gerade in diesem Moment an ihn denken? Ah, ich entsinne mich: Ich war mit ihm oft auf der Kirmes, in der Schiffschaukel sind wir gen Himmel geflogen und haben sie so stark aufgeschaukelt, dass sie sich fast überschlagen hat. Doch mit Günter neben mir hatte ich keine Angst. Nur der Schiffschaukelbremser, der Mann der nach Ablauf der Fahrzeit die Schaukel langsam mit einem Hebel abbremst – der war richtig böse auf uns. Er musste sich nämlich fürchterlich abmühen, um die Schaukel im Griff zu behalten und anzuhalten.

Versunken in diesen Erinnerungen, stand ich nun vor der Schiffschaukel. Plötzlich legte sich von hinten ein männlicher Arm auf meine Schulter. Ich zuckte zusammen, drehte mich um, und da stand dieser Mann vor mir und sagte: »Zita, du bist es wirklich!«

Ich staunte! Vor mir ein beeindruckend gutaussehender Mann, einen halben Kopf größer als ich. Er strahlte mich an, ich sah in seine großen, mich anhimmelnden Augen. Es war Günter, an den ich gerade so intensiv gedacht hatte. Wir fielen uns in die Arme – was für ein freudiges Wiedersehen! Er war auch alleine unterwegs, und wir fragten uns: ›Was machen wir jetzt?‹ Als erstes natürlich in die Schiffschaukel steigen. Wir schaukelten nicht ganz so wild wie früher, doch wir fühlten uns genauso fröhlich und glücklich wie damals.

Dann schlenderten wir Hand in Hand durch die Kirmes, erzählten uns gegenseitig, was wir seit unserer gemeinsamen Schulzeit erlebt hatten. Eng umschlungen bewunderten wir das Feuerwerk. Zwei Menschen, deren Seelen sich erkannt und wiedergefunden haben.

Wir gingen in ein Hotel, um die Nacht gemeinsam zu verbringen. Es war eine spontane und eine für uns beide vollkommen normale Entscheidung. Alles so selbstverständlich, so natürlich, so zärtlich und liebevoll. Wir nutzten einfach den Augenblick, der uns geschenkt worden war. Wir waren uns so vertraut, schließlich kannten wir uns eine Ewigkeit. Wir schmiedeten keinerlei Pläne, planten kein Wiedersehen, denn Günter war verlobt und wünschte sich Kinder. Er hatte den Krieg als U-Boot Soldat erlebt.

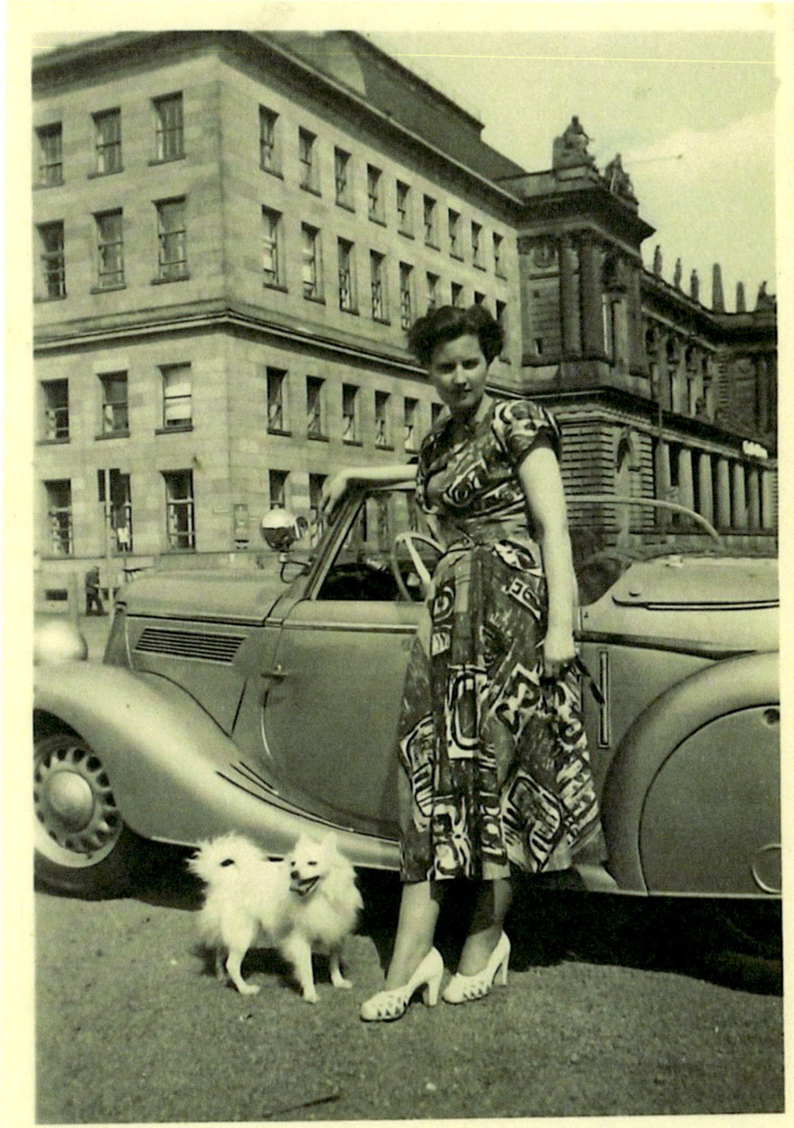

| Zita als junge Frau mit ihrem Hund Peppi

Jetzt hatte er eine Anstellung bei der Gothaer Versicherung. Nach einem wunderbaren Frühstück im Hotel trennten sich unsere Wege. Wir teilten die Gewissheit, dass Liebe ihre eigenen Wege findet.

Zurück im normalen Alltag, stellte ich mir die Frage: ›Was ist jetzt anders an mir? Jetzt, da ich kein Fräulein mehr bin, sondern Frau? Erkennen das die Menschen? Sieht man es mir an? Und was macht es mit mir, die sogenannte Unschuld verloren zu haben? Heißt das, dass ich jetzt schuldig bin? Wieso?‹ Gehört dass Eins-sein mit Günter und unsere gemeinsame Nacht zu dem sogenannten Sex, den ich vom Hörensagen kannte?‹ Ich habe jegliches Schuldgefühl energisch von mir gewiesen, denn ich war dankbar für diese Erfahrung, die mich reifer und selbstbewusster werden ließ.

Kurze Zeit später kündigte sich ein entscheidendes, schicksalhaftes Ereignis an. Von Tante Else erfuhr ich, dass unser gemeinsamer Freund Wilhelm ihr folgendes mitgeteilt hatte: Er habe für mich 20 Ballen Filzstoff besorgt, die er gegen eine alte Registrierkasse getauscht habe, und nun solle ich mir überlegen, was ich daraus machen könne. Filzstoff aus reiner Wolle in vier verschiedenen Farben war zu der damaligen Zeit ein Vermögen wert. Nur was sollte ich damit anfangen? Natürlich kann man aus Filzstoff Hüte oder Kappen anfertigen, doch ich besaß keine passenden Hutformen und auch keinerlei weitere Materialien, die man zur Herstellung von Hüten brauchte. Und in der Hutmacher-Werkstatt, wo alle notwenigen Materialien vorhanden waren, war ich lediglich angestellt. Sollte ich etwa meiner Chefin die Filzstoffe anbieten, so dass sie damit Geld verdiente? Aber warum sie und nicht ich?

Mich beschlich ein ungutes Gefühl. Spürte ich Missgunst? War ich neidisch? Ich verbrachte schlaflose Nächte und fragte mich immer wieder: Was soll ich tun? Wie mich verhalten? Zunächst einmal meldete ich mich krank.

Da saß ich nun an Mamas Nähmaschine mit Ballen Filzstoff neben mir, die darauf warteten, bearbeitet zu werden. Eines Tages hielten wir, das heißt ich, meine Mutter, Tante Else und meine Freundin, die allerersten fertig hergestellten Turbane in den Händen – eine neue Hut Kreation! Da kam mir die Idee, modische Stoffmützen anzufertigen. Alles gut und schön, nur leider viel zu zeitraubend und zu teuer. Damit ließ sich kein Geld verdienen. Wir setzten uns zusammen zu einer Lagebesprechung. Diesmal war auch Wilhelm dabei.

Er eröffnete uns, dass er jederzeit noch mehr Stoffe bekommen könne, und dann war er es, der zu mir sagte: »Mach doch Baskenmützen daraus und verkaufe sie an Kaufhäuser!«

Das war der Knaller! Ja, so denken Kaufleute, aber kleine Hutmacherinnen? Tante Else war gleich Feuer und Flamme, sie sah mich schon als Unternehmerin.

Aufgeregt rief sie: »Ja, das machen wir Wilhelm, ganz klar! Was brauchst du?«

Wilhelm war sichtlich amüsiert aber auch ernsthaft an der Sache interessiert und sagte zu mir: »Zita, wenn du dir das zutraust, gründest du eine Firma, und ich steige als Mitinhaber ein. Ich helfe dir, besorge alles, was du brauchst, und du machst die praktische Arbeit. Ich regele auch die finanzielle Seite, du bekommst ein anständiges Gehalt.«

Ich wusste wirklich nicht, wie mir geschah und auf was ich mich da einließ. Unsere Geschäftsidee begann also in meinem 21. Lebensjahr mit zwanzig Ballen Filzstoff. Doch es sollten noch fast drei Jahre vergehen, bis wir das gesamte benötigte Material zusammen hatten und unser Traum Wirklichkeit wurde.

Wilhelm begann mit dem Bau eines Hotels in der Nähe vom Goetheplatz. Außerdem hatte er in Frankfurt Sachsenhausen, gegenüber vom dortigen Bahnhof, ein Nachtlokal gebaut. Die Angestellten der Gastronomie trafen sich dort nach der Arbeit. Ich sah ihn recht selten, nur ab und zu bei Tante Else.

Er machte mir Mut: »Es wird schon, es läuft! Ich habe eine Drechslerei in Aschaffenburg ausfindig gemacht, die kann dir Hutformen herstellen, sie brauchen nur noch die Modelle.«

Bevor er wieder ging, rief er dann meist: »Ich habe wenig Zeit!« Das war's dann.

Voller Selbstvertrauen fertigte ich einige Formen aus Draht an, die dann nachgearbeitet wurden. Um die Formen herzustellen, benötigte man nur eine echte Baskenmütze, ich aber hatte 50 Stück bestellt.

Volles Risiko! Mich plagte die Angst, ob der Markt den Artikel überhaupt noch brauchte. Bot nicht auch ein ehemaliger Lieferant bereits Baskenmützen an? Vielleicht war der Markt ja schon gesättigt! Wir erkundigten uns im Bekanntenkreis und unter den Händlern, aber keiner fand etwas heraus.

Wilhelm hatte in seinem zukünftigen Hotel einen Raum herrichten lassen, in dem ich arbeiten konnte, erst später sollte dort eine Gaststätte entstehen. Aber zur Arbeit in die Hutmacher-Werkstatt ging ich trotzdem noch.

Meine Freundin Ria war inzwischen verheiratet. Ihr Mann arbeitete als Vertreter für eine Hamburger Firma, die Kaffee und auch Kaffeemaschinen verkaufte. Das Geschäft lief sehr gut. Er hatte Zugang zu den amerikanischen Kasernen und beglückte mit seinem Produkt die Familien, die dort lebten. Außerdem war er ein guter, gefragter Portraitmaler. Sein Honorar tauschte er gegen amerikanische Zigaretten ein.

Ria und ich waren nach wie vor eng befreundet, sie durfte alles über mein Leben wissen. Da ihr Mann aufgrund seiner Verwundung nicht mehr tanzen konnte, gingen wir zwei auch gemeinsam zum Tanzen. Ihr Mann hatte nichts dagegen. In Frankfurt gab es wieder die schönsten Tanzcafés mit echten Tanzkapellen, also toller Livemusik. Ich konnte stundenlang tanzen, ich war völlig verrückt danach!

Viele deutsche Männer waren wieder im normalen Alltagsleben angekommen und begaben sich jetzt auf Brautschau. Das Angebot an heiratswilligen Frauen und auch Männern war groß. Ich war eine gute Tänzerin, aber eine mindestens so gute Beobachterin. Ich wurde umworben, doch ich beschränkte mich vor allem auf die Rolle der Zuschauerin. Ich weiß nicht genau warum. Ich denke, ich war zu sehr auf meine berufliche Zukunft fixiert. Tatsächlich lief es in meinem Beruf immer besser und besser.

Es war so weit. Am 22. April 1950 wurde ich entsprechend der Handwerksordnung als Mitinhaberin eines Putzmacherbetriebes in der Handwerkskammer Frankfurt am Main eingetragen. Putzmacher war damals übrigens die Bezeichnung für das Handwerk der Modisten und Hutmacher. Der Raum in Wilhelms Hotel war perfekt als Werkstatt ausgestattet, alles was ich brauchte war da. Jetzt durfte ich auch Leute bei mir beschäftigen. Auf Wilhelms Rat hin, ging ich zum Arbeitsamt und reichte einen Antrag ein, um Mitarbeiter als Aushilfen für Näharbeiten einzustellen.

Der Ausstieg aus meinem alten Arbeitsvertrag verlief problemlos. Wilhelm hatte mit meinen Arbeitgeberinnen gesprochen und ihnen erklärt, dass ich mit meiner neuen Tätigkeit keinerlei Konkurrenz für sie sei, und sie akzeptierten es. Das Arbeitsamt wies mir sechs Leute zu. Darunter waren zwei junge Männer, die, bevor sie als Soldaten in den Krieg mussten, das Schneiderhandwerk gelernt hatten. Die vier Frauen waren zwar auch nicht vom Fach, gaben aber an, sie könnten nähen. Zwei davon, denen die Arbeit nicht gefiel, musste ich entlassen.

Es ist tatsächlich nicht einfach, einen zweieinhalb Zentimeter breiten Filzstreifen mit der Hand zu einem Röhrchen zusammenzunähen, und das auch noch Meter für Meter. Es kostet Nerven, es musste aber gemacht werden, denn das zweieinhalb Zentimeter lange Röhrchen gehörte auf jede Baskenmütze – es wurde oben in der Mitte aufgenäht.

Das Geschäft mit den Mützen lief bombig. Es war die Zeit, in der Vertreter von Haus zu Haus gingen, an die Türen klopften, um ihre Ware – also auch meine Baskenmützen – anzubieten. Außerdem wurden die Baskenmützen bis nach Norddeutschland in fast allen wieder eröffneten größeren Warenhäusern verkauft.

Ich hatte für mich selbst ein kleineres Atelier eingerichtet und entwarf wieder Modellhüte, die dann auf Modenschauen präsentiert wurden. Sogar in der Frankfurter Rundschau hatte ich eine richtig gute Presse.

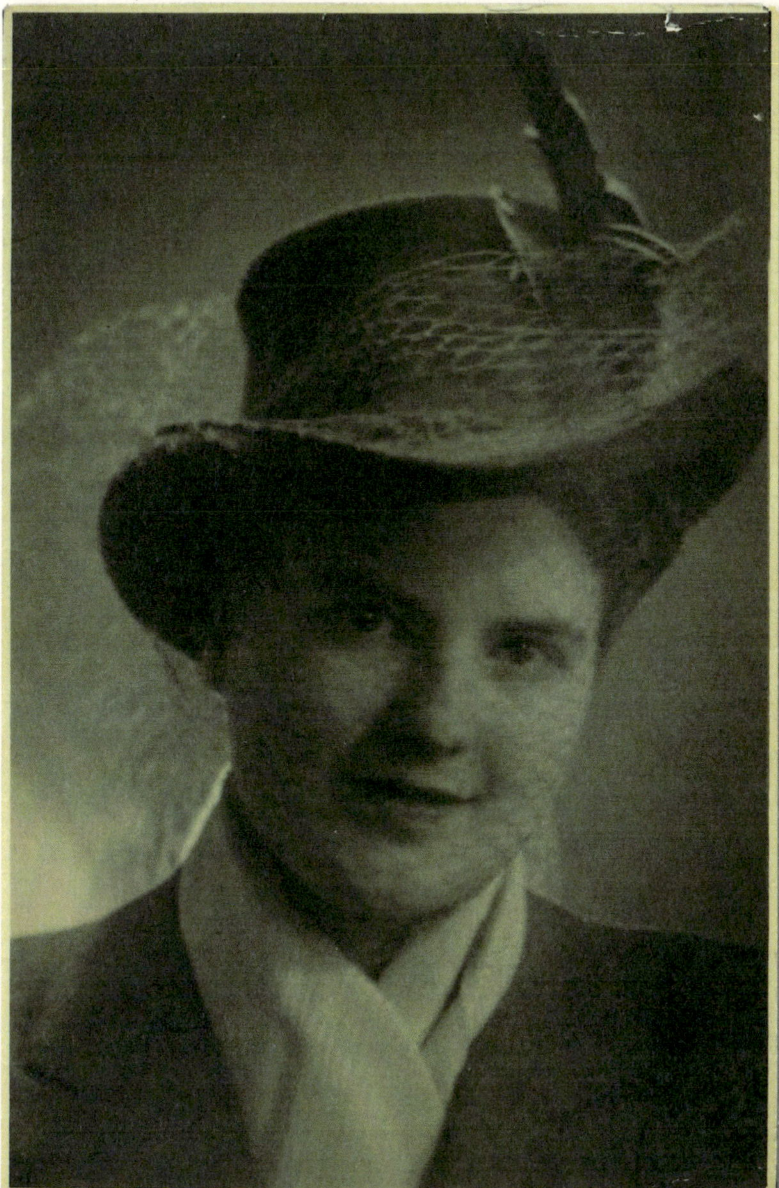

| Ein modistisches Meisterwerk aus Zitas Atelier

Meine Kundinnen wurden immer interessanter: Darunter waren Frauen umgesiedelter Rauchwarenhändler aus dem Osten, Goldschmiedinnen, die aus Hanau weggezogen und nun zurückgekehrt waren, und dann Jüdinnen, die sich in Frankfurt trafen, wo sie eine finanzielle Entschädigung als Wiedergutmachung für das im Nationalsozialismus erlittene Leid erhielten.

Da ich noch keinen Meisterbrief besaß, durfte ich keine Gesellin einstellen und arbeitete so manche lange Nacht durch. Ich liebte meinen Beruf, ich liebte mein Geschäft, und ich »liebte« auch Wilhelm, der mir die Ausübung meiner Tätigkeit ermöglicht hatte. Ohne ihn wäre ich niemals dort hingekommen, wo ich jetzt war.

Meine ehemalige Verliebtheit hatte sich in Bewunderung für ihn umgewandelt. Ich war auch stolz auf mich, aber vor allem verband mich mit ihm eine fast bis zur Hörigkeit reichende Hingabe. Und so wurde dann eines Tages aus der Geschäftspartnerschaft auch eine »Bettgenossenschaft.« Die gekonnte Entschlossenheit eines älteren, reifen Mannes hat mich sehr beeindruckt – unser Liebesspiel hat mich voll und ganz betört. Ich wurde von ihm so richtig wachgeküsst.

Tante Else hatte das schon lange vorausgesehen. Mama schluckte allerdings und musste meine Beziehung zu Wilhelm erst einmal mal verdauen. Doch wie immer, kam von ihr kein lauter Protest – wieso auch? Sie kannte Wilhelm gut, er war ja früher auch ihr Chef gewesen, und nun hatte er mich quasi in seine Obhut genommen.

Eines Tages kam ich nachhause, trat durch die Tür, und wen sah ich? Papa! Ich glaubte meinen Augen nicht! Ich fand eine vor

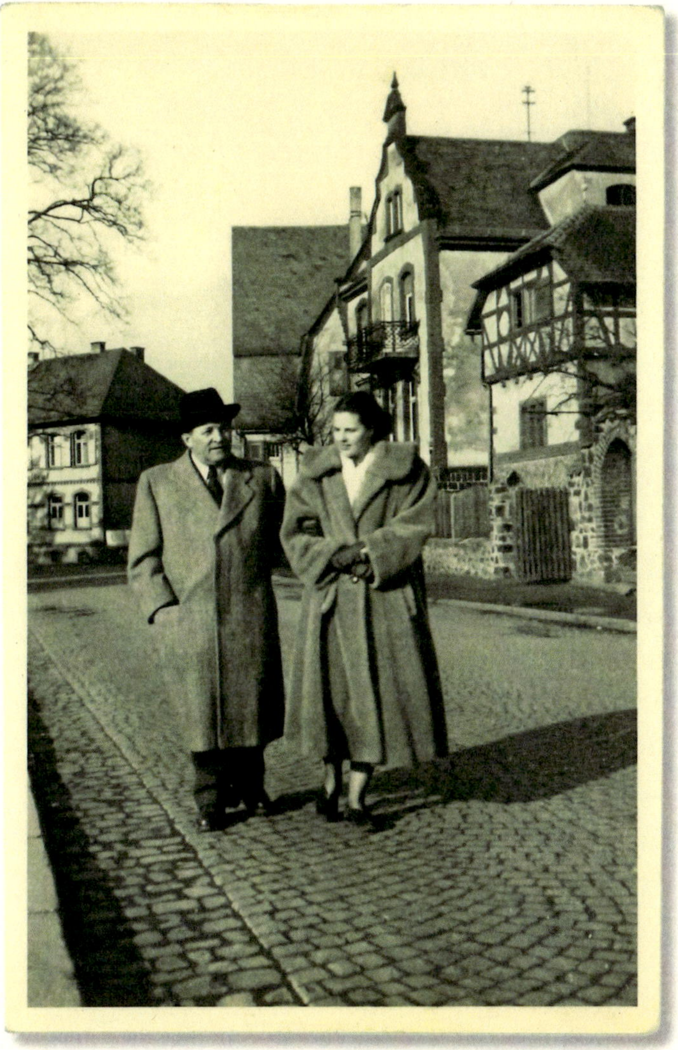

| Wilhelm und ich haben geheiratet

Glück weinende Mama und einen weinenden Papa vor, und dann brach auch ich in Tränen aus. Ich habe nie erfahren, wie er es geschafft hat, aus dem weit entfernten Land Russland über Polen zu uns in die amerikanische Besatzungszone zurück zu kommen. Er war in Zivil, hatte kein Gepäck, nur eine Aktentasche voller Papiere und Geld. Mama gab er gleich etwas davon ab.

Ich war es von Kind an gewohnt, keine Fragen zu stellen. Papa war wieder da, nur das zählte. Er hatte sich sehr verändert, er war nicht mehr der, den in vor dem Krieg kannte. Er strahlte Strenge und Härte aus. Ich dachte, er würde jetzt wieder in das Bankhaus zurückkehren, in dem er früher gearbeitet hatte. Es war die Frankfurter Fonds Bank. Aber nein, er teilte uns mit er sei bei den Alliierten angestellt, und leite nun die Aufklärung der Kriegsverbrechen an der Ostfront durch die 707. Infanterie-Division – ein Großverband des Heeres der deutschen Wehrmacht. Demnächst müsse er in der gleichen Angelegenheit auch für längere Zeit nach München.

Papa bekam sein Gehalt jetzt von den Amerikanern auf sein Bankkonto. Mehr war von ihm nicht zu erfahren, auch Mama bekam keine weiteren Informationen. Ich wusste damals nicht einmal, dass er englisch sprach und auch nicht, dass er bei der deutschen Wehrmacht eine wohl sehr gehobene Stellung gehabt hatte. Ich verstand das alles nicht, wusste nicht, was es zu bedeuten hatte, und, wie gesagt – ich stellte auch keine Fragen.

Die Zeit, die Papa in Frankfurt verbrachte, nutzte er, um sich um die Kriegsentschädigungen für die Familie zu kümmern, Lastenausgleiche und noch einiges mehr zu beantragen. Er setzte sich auch mit Wilhelm zusammen, um meine Verträge bezüglich der Firmengründung zu überprüfen. Obwohl ich ja volljährig war, ließ ich Papa freie Hand. Ich war froh, dass er sich um meine Angelegenheiten kümmerte. Das konnte nur gut für mich sein, da war ich mir sicher, denn schließlich war Papa ein Fachmann in Bankangelegenheiten und ein Experte, was die Schließung von Verträgen und Vereinbarungen betraf.

Ohne zu zögern hat Wilhelm vor Papa auch seine finanzielle Situation und seine Eigentumsverhältnisse offengelegt. Direkt danach erklärte er, er wolle mich heiraten und hielt um meine Hand an.

Am 15. November 1951 – mein Geburtstag – heirateten wir auf dem Frankfurter Standesamt im Römerberg. Ich trug ein hellblaues Schneiderkostüm mit Nadelstreifen und natürlich Schuhe mit sehr hohen Absätzen. Von Tante Else bekam ich zwei Silberfüchse, die ich mir um den Hals legte. Auf dem Kopf trug ich einen von mir selbst angefertigten, sehr schicken Turban. Eine elegante Tasche und passende Handschuhe mussten auch sein.

Wilhelm kam in einem maßgeschneiderten silbergrauen Nadelstreifen Anzug, und trug, auf meinen Wunsch hin, zum ersten Mal in seinem Leben als Kopfbedeckung eine Melone. Ich fand das toll, er fand es schrecklich.

Wir feierten selbstverständlich bei Tante Else. Alle unsere Bekannten und Freunde, die auch zu meinem 21. Geburtstag gekommen waren, kamen jetzt zu unserer Hochzeitsfeier. Papa freute sich und staunte über unseren großen Bekanntenkreis, besonders überraschte ihn, wie selbstverständlich Mama dazu gehörte – sie war bei Tante Else richtig zuhause.

Wir machten keine große Hochzeitsreise, fuhren nur für drei Tage in den Odenwald in das Haus eines Freundes. Nach ausgiebigen Waldspaziergängen, gingen wir in die umliegenden kleinen Ausflugsgaststätten, aßen frisch gefangene Bachforellen, die auf unterschiedlichste Weise zubereitet wurden. Ein Gericht war köstlicher als das andere!

Die Hochzeit hat mein Leben nicht wesentlich verändert. Wilhelm ging seinen Geschäften nach, und ich kümmerte mich um meine. Wenn er in Frankfurt war, übernachtete ich in seiner Wohnung im Westend, und wenn er nicht da war, schlief ich bei meinen Eltern. Mamas Leben war jetzt wieder das einer richtigen Hausfrau, genau wie zu meiner Kindheit. Sie bekochte Papa und mich, erledigte den Haushalt.

Papa war genauso pedantisch wie früher, immer auf Pünktlichkeit bedacht und so empfindlich, wie eh und je. Dann kam der Tag, an dem er nach München ziehen musste, wo er tatsächlich zwei ganze Jahre fest wohnte und arbeitete. Er besuchte uns, beziehungsweise Mama, immer dann, wenn er bei den amerikanischen Behörden in Frankfurt dienstlich zu tun hatte.

Ich selbst war mit meinem Leben und meiner Tätigkeit voll und ganz beschäftigt und sehr zufrieden. Am 13. März 1952 wurde ich endlich stolze Besitzerin eines Meisterbriefs – für mich war das die Krönung meiner beruflichen Laufbahn. Dies machte mich richtig glücklich! Ich sehe mich noch heute aus dem Gebäude der Industrie- und Handwerkskammer hüpfen, ich hätte die ganze Welt umarmen können! Ein ähnliches Glücksgefühl empfand ich nur noch einmal, viele Jahre später in einer vollkommen anderen

Lebensphase: Wilhelm schenkte mir die Anmeldung zum Führerschein. Das hat mich riesig gefreut, allerdings war ich gar nicht so verrückt darauf, mich ans Steuer zu setzen. Ich wurde auch nie eine besonders gute Autofahrerin. Lieber betrachtete ich als Beifahrerin die Landschaft und das Leben da draußen, als hinter dem Steuer nur stur auf den Straßenverkehr zu achten.

Der Ausbau des Hotels machte große Fortschritte, über meiner Werkstatt wurden bald zwei Etagen in Betrieb genommen. Ein griechischer Teppichhändler mietete gleich vier ganze Räume. Er kam mit Frau und Tochter. Mit der Tochter freundete ich mich an und lernte von ihr, echte von unechten Teppichen zu unterscheiden. Überhaupt lernte ich jede Menge über das Handwerk der Teppichknüpfer.

Der Vater meiner neuen Freundin war dabei, am Frankfurter Hauptbahnhof ein großes Teppichlager einzurichten, um von dort aus, den Verkauf abzuwickeln. Im neuen, aufstrebenden Deutschland entwickelte sich der Teppichhandel rasant in fast jeder Stadt. Nun war Frankfurt dran. Als ich meine griechische Freundin fragte, warum sich ihre vermögende Familie denn nicht ein richtig teures, fürstliches Hotel ausgesucht habe, sondern unseres, sagte sie nur, ihre Mutter brauche ihre abgeschirmte Privatsphäre. Als man mir schilderte, wie unfassbar reich dieser Familienclan war, wie und wo er sein Geld anlegte, und in welchem Maße sich der persönliche Besitz vermehrte, konnte ich es kaum glauben. Es war einfach unbegreiflich für mich. Als ich Papa fragte, wie denn so etwas möglich sei, meinte er, dies sei eben ein System für sich mit seinen ganz eigenen Gesetzen und Regeln. Ich solle mir nicht den Kopf zerbrechen, in so eine Welt müsse man hineingeboren sein. Nun denn – als rätselnde Beobachterin stand ich da außen vor.

Viele der ersten großen Hochhäuser in Frankfurt wurden von vermögenden griechischen Familien gebaut. Laut meiner griechischen Freundin, investierten junge Männer aus Griechenland ihr Geld auch mit Vorliebe in das neu entstehende Rotlichtmilieu am Frankfurter Hauptbahnhof. Und dann erfuhr ich den wahren Grund, weshalb die Mutter meiner neuen Freundin kein großes, luxuriöses Hotel gewählt hatte, sondern das schöne, kleine und noch Unfertige meines Mannes. Die Mama meiner Freundin war nämlich krank. Sie war tablettensüchtig, litt unter Depressionen, schwankte zwischen Hochs und Tiefs. Sie wechselte mehrmals am Tag ihre Kleider, rief ständig nach dem Zimmermädchen und brachte sie schier zur Verzweiflung. Ich hatte von Wilhelm gelernt, mich bloß nicht einzumischen. Also beobachtete ich dieses schreckliche Leben sprachlos und voller Bestürzung. So ein Unglück, trotz all dem Reichtum. Was war das überhaupt für ein Leben?

Auch mich traf wieder einmal ein entsetzlicher Schicksalsschlag. Es war im September 1953. Wilhelms Auto war kaputt. Er brauchte es dringend, denn er hatte einen wichtigen Termin in einem Weingut im Rheingau. Er sollte von ihm ausgesuchte Weine abholen und sie fristgerecht zu einer Festveranstaltung liefern. Da sein Auto nicht schnell genug repariert werden konnte, rief er bei einem befreundeten Autohändler an, den ich auch über Tante Else kannte, und schilderte ihm seine Misere. Der Händler sagte zu, ihm gleich am nächsten Tag ein Auto zu bringen und hielt sein Versprechen. Wilhelm konnte seinen Termin also wahrnehmen und fuhr los. In der Nacht, etwa um zwei Uhr morgens, läutete mein Telefon. Es meldete sich die Polizei von Niederwalluf im Rheingau und teilte mir mit, dass mein Mann einen Autounfall gehabt hatte. Er sei sofort tot gewesen.

Rolle vorwärts: Reise in die USA – Anya wartet schon auf uns.

Ein großer Zeitsprung. Wir schreiben auf dem Kalender den 13.11.2016! Und tatsächlich sitze ich in einem wunderschönen, tollen Flugzeug der British Airways, zweigeschossig mit Plätzen für 450 Passagiere. Im unteren Teil ist die Touristenklasse, aber mit sehr gutem Sitzkomfort, je einem Fernseher am Platz und ausreichend Bewegungsraum für die Beine. An Bord sind zwei reizende männliche Stuarts, sehr nett und hilfsbereit. Mit mir unterwegs sind meine Tochter Neti und unsere gemeinsame Freundin Annette Bokpe aus Berlin. Wir sind alle voller Vorfreude und bester Laune, denn unser Ziel ist Los Angeles. Dort wollen wir uns mit meiner Enkelin Anya treffen, um mit ihr gemeinsam meinen 90ten Geburtstag zu feiern. Genau diese Enkelin – meine einzige – hatte ich um Rat gebeteten und sie gefragt, ob ich tatsächlich meine Lebensgeschichte aufschreiben soll. Sie hatte gelacht und gesagt: Mach das! Setze einfach Buchstabe an Buchstabe. Nun ja, ihr seht – ich bin ihrem Rat gefolgt.

Unsere Fröhlichkeit und unser Lachen haben die beiden Stuarts neugierig gemacht. Als Neti ihnen den Grund für unsere ausgelassene Stimmung nannte, spendierten sie uns eine Flasche Champagner, um mit mir anzustoßen und mir zu gratulieren, obwohl ich ja erst am nächsten Tag Geburtstag hatte. Einer der Stuarts war erstaunt über mein noch recht jugendliches Aussehen und meinte, es gäbe ihm Hoffnung und Zuversicht für seine eigene Zukunft im Alter. Als Abschiedsgeschenk überreichten sie uns noch eine weitere Flasche. Sehr lachen mussten wir auch, als Neti auf ihrem Handy ein Geburtstagslied für mich entdeckte. Es kam von einer Schülergruppe aus ihrer Schule für geistiges Heilen, der »ÉCOLE SAN ESPRIT«, an die eine stationäre und eine Tagesklinik angeschlossen ist.

Die Schule befindet sich im bayerischen Chiemgau, im Ort Frabertsham/Obing. Eine Ausbildung zum geistigen Heiler und das Erlernen der amazinGrace Heilmethode dauert dort ca. zwei Jahre. Als Gastdozentin bin ich an der Schule immer noch involviert, leiste Heilarbeit, vertrete dort vorwiegend die spirituelle Seite des geistigen Heilens und unterrichte die Kunst des O- und X- Beine Begradigens und Morphic Renaissance.

Die Schülergruppe wusste von unserer Reise und gratulierte mir mit einem Song: »Zita mit dem roten Haar fliegt jetzt nach Amerika, feiert dort die 90 Jahr!« Wir haben auf dem Flug wirklich herrlich geblödelt und hatten viel Spaß. Dann kam die Ansage »Anflug auf Los Angeles.« Alle waren angeschnallt, es herrschte totale Ruhe im Flieger, und ich nahm eine hohe Spannung bei den Passagieren wahr. Ich selbst fühlte mich in diesen Augenblicken wie ein riesiger Adler, der mit seinen weiten Flügeln langsam in großen Kreisen zur Erde hinab schwebt – ein irres Gefühl. Die Landung wurde vom Flugkapitän perfekt durchgeführt. Recht schnell setzten sich die Reisenden in Bewegung und strömten hinaus. Wir aber sollten noch sitzen zu bleiben, bis alle ausgestiegen waren, denn die zwei netten Stuarts hatten für

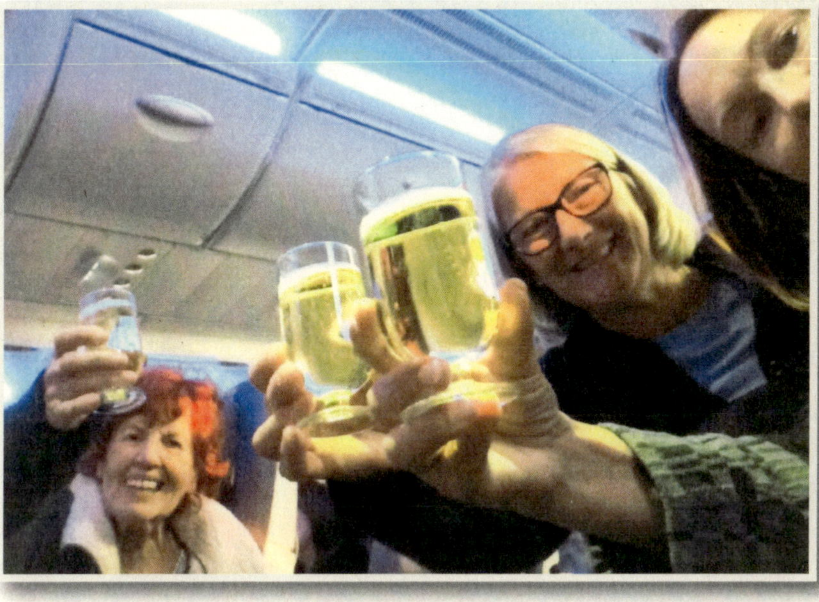

| Zita, Annette Bokpe und Neti im Flugzeug auf dem Weg nach Los Angeles um dort mit Zitas Enkelin Anya Gwenn ihren 90. Geburtstag zu feiern

mich einen Rollstuhl bestellt, der mich vom Flugzeug abholen würde. Bye Bye, du schöner Flieger mit all deiner freundlichen Besatzung. Noch viele gute Flüge wünsche ich dir, aber jetzt hat mich Los Angeles!

In einen Rollstuhl sitzend, beladen mit dem Handgepäck von Neti und Annette, wurde ich im Eiltempo auf verschlungenen Umwegen zu einem Sonderabfertigungsschalter gefahren, im Schlepptau meine zwei Reisebegleiterinnen. Sie hatten Mühe mitzuhalten. Wir fuhren an einer Halle vorbei, in der die anderen Fluggäste in Fünferreihen Schlange standen und ihrer Abfertigung langsam entgegen rückten. Plötzlich erkannte ich von weitem meine Enkeltochter Anya, die keine Chance hatte, uns zu erblicken unter all den vielen Menschen. Wir warteten an den Rollbändern der Kofferausgabe – unser allerletzter Stopp. Dann ging es fast im Dauerlauf aus der Halle hinaus auf die Straße. Raus aus dem Rollstuhl, befreit vom Gepäck, lehnte ich mich an einen Baum – jetzt war ich in Amerika. Wow!

Neti telefonierte mit Anya, um ihr zu sagen, wo sie uns findet. Ich bemühte mich, die Eindrücke der Betriebsamkeit, der ich jetzt ausgesetzt war, zu verkraften und auf mich wirken zu lassen. Aus vergangenen Zeiten kenne ich einige große Flughäfen, wie Bombay das in Mumbai umbenannt wurde, New York, London, Frankfurt, München oder Berlin, aber das gewaltige, bunte, laute, schnelle, schrille Völkergemisch, das Durcheinander von Sprachen und Menschen, die verrücktesten Fahrzeuge von Autos bis zu Schubkarren, überwältigten mich. Auf einmal hatte ich eine irre Vorstellung: ›Alles, was ich hier sehe spielt sich in meinem Bauch ab, der ist ein Umschlagsbahnhof. Alles, was da hineingestopft wird, muss weiter transportiert, sortiert, ein- und ausrangiert werden, tagaus tagein.‹ Für einen Moment habe ich die Luft angehalten und diesen Eindruck ganz und gar auf mich wirken lassen.

Die Zeit vergeht derartig rasch, alles verändert sich so unglaublich schnell. Ich kann mich noch an die Besichtigung des »Graf Zeppelin« erinnern, an das Luftschiff das in Frankfurt gelandet war. Da war ich noch ein Schulkind. Oder später dann an die Segelflieger, mit denen die HJ-Jungen ausgebildet wurden. Danach an all die bedrohlichen Kriegsflieger am Himmel. Und an die zivile Luftfahrt, die sich nach dem zweiten Weltkrieg weiterentwickelte.

Meinen ersten aufregenden Flug hatte ich in einer Boeing 707 von Frankfurt nach Berlin, noch während der amerikanischen Besatzungszeit. Unmöglich, dies mit der heutigen Zeit zu vergleichen, in der Kinder in den Flieger steigen wie in Papas oder Mamas Auto. Aber das nur nebenbei.

Jetzt waren wir in Los Angeles. Anya kam angerannt, fiel mir in die Arme, wir waren alle happy – einfach glücklich! Froh, dass wir in Anya‹s Auto saßen und von einem Navigerät Anweisungen für unsere Fahrt durch die Stadt bekamen. Wir fuhren durch die von bunten Lichtern erhellte, wuselige Innenstadt, die Autos dicht an dicht, Stoßstange an Stoßstange. Am Ende landeten wir dann in einem wunderschönen Stadtteil mit sehr vielen Bungalows. Eines dieser Häuser, umrahmt von Sträuchern in voller Blüte, hatte Anya für die Zeit unseres Aufenthaltes gemietet. Der Bungalow war voll möbliert, es gab sehr saubere, gute Schlafgelegenheiten, eine Wohnküche und an der Wand einen zwei Meter großen Fernseher, der von uns allerdings überhaupt nicht eingeschaltet wurde. All das überraschte mich außerordentlich, und ich war hellauf begeistert.

Es sollte ein langer Abend werden. Anya hatte eingekauft, kochte Essen für uns, dann tranken wir Wein, erzählten uns viel und feierten so meinen Geburtstag vor. Am folgenden Tag, nach einem reichhaltigen ausgiebigen Frühstück, wurde ein großer Wunsch von mir erfüllt: Wir fuhren in Anya‹s Wohnung. 1½ Stunden Fahrt bis dorthin, wiederum Auto an Auto, nur dass die Geschwindigkeit viel höher war, als in der Innenstadt. Und wieder ein wunderschönes Stadtgebiet am Rand von Los Angeles – nur ebenerdige Häuser, manche hatten Obstgärten.

Auch Anya's Haus war voll möbliert, es wurde von einer Wohngemeinschaft mit vier Leuten geteilt. Jeder war Selbstversorger, hatte ein eigenes Bad und eine Toilette. Wo früher der Garten war, befand sich ein großer Wohnhof für alle. Anya gefiel es hier, mir auch! Sie hatte sich dem amerikanischen Lebensstil angepasst, ging jeden Tag sportlich laufen, Yoga machen, am Meer Roller-Skaten oder Fahrradfahren entlang der Küste. Das war ihr Freizeitsport.

Sie hatte ihre Ausbildung als Schauspielerin beendet, absolvierte nach Lust und Laune noch Zusatzausbildungen in verschiedenen Fächern. Wir haben ihre Schule besichtigt, ein Teil des Lehrpersonals kennengelernt, sowie viele nette Kollegen. In dieser Schule werden kleinere Filme gedreht, die dann präsentiert und weitervermittelt werden. Ob diese Ausbildung mal Anya's wahre Berufung werden würde, bleibt abzuwarten.

Hurra-Tatütata! Der Tag meines Geburtstags ist da! Es war sechs Uhr morgens. Ich war hellwach. Die Sonne schien schon durch ein Fenster, das außen von herrlich blühenden Sträuchern umrahmt war. Ein herrlicher Anblick. Meine Gedanken verloren sich in diesem ›Oh wie wunderbar!‹ und gingen in der Zeit zurück. Habe ich wirklich in meinem Leben die vielen Momente voller Schönheit und Liebe erfasst und in meinem Herzen bewahren können? Vermutlich habe ich viele vergessen.

Ich hörte Schritte, wer mochte das sein, jetzt, in der Früh um sechs? Es war meine Tochter, die herein getappt kam, halb lachend, kichernd, vor sich hinmurmelnd, dann singend, wie vom Himmel gefallen. Sie schwebte auf mich zu und gab mir Geburtstagsbussis. Anschließend ein schneller Dreher zum Kühlschrank, der Griff nach einem Getränk und schon war sie wieder verschwunden. Und das alles um diese Uhrzeit! Ich war völlig überrascht – hatte ich vielleicht bloß geträumt?

Zwei Stunden später kamen Anya und Annette die Treppe herunter: »Oma bleib im Bett, wir gehen einkaufen, bis gleich!«

Weg waren sie. Zurück kamen sie voll bepackt mit leckeren Zutaten für unser Frühstück. Außerdem gab es Sekt, Blumen und eine echte amerikanische Schokoladentorte mit Geburtstagsgruß darauf. Anya hatte sie extra für mich anfertigen lassen. Ich bekam auch noch eine Eintrittskarte zu einer Geburtstagsgala, die am Abend in Hollywood stattfinden sollte. Anya kredenzte mir voller Freude noch eine Flasche kalifornischen Rotwein aus dem Jahrgang, in dem sie geboren wurde, 1989. Kurz darauf kam Neti dazu. Ich war inzwischen angekleidet, nun feierten wir fröhlich und beschwingt, alberten herum, sangen: »90 Jahr rotes Haar, Oma in Amerika«. Die Stimmung war einfach toll!

Es wurde Nachmittag, es dämmerte bereits. Wir mussten uns beeilen, denn wir hatten zwei Stunden Autofahrt vor uns, und wir wollten uns für den Abend auch besonders schick anziehen.

Anya sagte »Oma, du wirst dich wundern, bei der Gala siehst du nur perfekt gekleidete Männer, keiner kommt als Cowboy!«

Und so war es dann auch. Die Damen wie auf dem Laufsteg, wie auf einer Modenschau. Die Gala fand in den Hügeln Hollywoods in einem burgartigen Schloss statt, welches inzwischen als spezielles Schauspielhaus genutzt wurde, ein wenig im Stil »Dracula«. Wir stiegen aus, die Autos wurden für uns weggefahren und geparkt, dann musste man vor dem Einlass Schlange stehen. Doch als einer der Organisatoren bemerkte, dass ich einen Gehstock benutze, kam kurz darauf ein Mann mit einem Rollstuhl herbeigelaufen. Kaum saß ich darin, wurde mir eine Plakette angeheftet, und der Mann rannte mit mir davon. Das ging ganz schnell, und ohne dass ich fragen konnte wohin wir fuhren, wurde ich eilends um das halbe Schloss herum geschoben, hinein in einen Kellereingang, rein in einen Lastenaufzug, weiter durch einen Küchenvorratsraum, dann in einen engen Gang, der zu einem Raum voller Menschen führte. In einer Bar mit Klaviermusik ohne Klavierspieler, kamen wir endlich zum Stehen.

Kaum waren wir dort, fingen die Leute an zu singen: »Happy Birthday dear Zita!« Das Klavier ohne Pianist spielte dann deutsche Schlager und anschließend sogar die deutsche Nationalhymne. Alle klatschten und freuten sich, einschließlich Anya, die mir von der Bar ein Getränk brachte und das Rätsel löste. Es war die Plakette, die man mir am Eingang angesteckt hatte, und auf der auch mein Name stand, die mich als Geburtstagskind aus Deutschland erkenntlich machte.

Wo ich auch hinkam, wurde ich mit Gratulationen überschüttet. Meine Odyssee im Rollstuhl in all den Aufzügen musste sein, denn im Haus gab es fast nur sehr enge Wendeltreppen, die von einem Stockwerk in das nächste führten.

Laut Programm gastierten im Haus in diesem Monat November elf künstlerische Darsteller mit eigenen Darbietungen in verschiedenen Räumen. Je nach Interesse konnte man sich eine Programmfolge zusammenstellen. Es gab Zauberkünstler, Illusionisten, meist ältere Jahrgänge. Apropos – das ganze Haus war auf alt gestylt, halb abgerissene Tapeten, Löcher in den Wänden, seltsame Bilder an der Wand, zum Teil aus Horrorfilmen, die den Eindruck verstärkten, dies sei ein wahres Dracula-Schloss.

In der großen Pause wurde ich wieder mit dem Rollstuhl durch das Haus kutschiert und in den Speisesaal gebracht. Noch einmal wurde ich von allen Anwesenden herzlich begrüßt, auch Neti, Anya und Annette waren da und nahmen mich freudig in Empfang. Das Essen war à la Carte, danach haben wir uns nur noch eine letzte Darbietung angeschaut, mehr Zeit hatten wir nicht. Wir mussten zurück, denn am kommenden Tag war ein geschäftliches Treffen in Santa Barbara vorgesehen. Wir wollten dort den bekannten Filmregisseur Emmanuel Itier treffen, der beabsichtigte eine Filmserie zu produzieren, um das Wirken der Kräfte des menschlichen Geistes mit Hilfe der Macht eigener Gedanken anschaulich zu präsentieren.

Wie ich bereits erwähnte, leitet Neti eine Schule für geistiges Heilen, die Itier im September zuvor besucht hatte, und hier in Santa Barbara sollte nun der Kontakt durch unseren Besuch vertieft werden. Ich war sehr gespannt darauf, wie er die Filmserie bewerkstelligen würde. Vielleicht sollte er das geistige Heilen selbst erlernen, dachte ich mir, denn die eigene Erfahrung kann mehr vermitteln als das Nacherzählen.

Auch Zauberer müssen doch ihr Handwerk lernen. Aber welcher Mensch denkt schon über seine Gedanken nach? Welcher Mensch weiß schon, dass er mit Hilfe seiner eigenen Gedanken diese unter Kontrolle bringen kann? Wer weiß schon, dass er über die Macht und die geistige Kraft seiner Gedanken sein ganzes persönliches Leben gestaltet? Zum Guten oder zum Schlechten, zum Gesundsein oder zum Kranksein, zum glücklich und zufrieden sein oder zum Leid.

Wir sind im Allgemeinen eher ich sage mal – normal gestrickt und leben so gut es geht, miteinander und nebeneinander her. Die Heiler allerdings die an unserer Schule, an der ich ja unterrichte, ausgebildet werden, können sehr viel zielgerechter denken, weil sie mit ihrer Arbeit etwas erreichen wollen. Wir streben als Heiler eine tiefgreifende Wandlung an. Wenn wir heilen verändern wir einen kranken in einen gesunden Menschen. Deshalb ist es besonders wichtig, dass jeder sich seiner eigenen Bewusstseinskraft bewusst wird, denn wir haben alle göttlichen Kräfte in uns. Wir sind Gotteskinder, kommen aus der Vollkommenheit und sind deshalb vollkommen. Wir sind vollkommene Wesenheiten.

Wir alle sind geistige Wesenheiten die einen Körper bewohnen, so ähnlich wie ein Pilot sein Fahrzeug steuert. Geist ist überall und daher sind wir im Grunde über den Geist mit allem verbunden, mit allem was es auf der geistigen Ebene gibt. Das Menschsein erreichen wir nur über unsere Inkarnation hier auf dieser Erde. Die Inkarnation ist der Prozess, in dem eine geistige Wesenheit beginnt, einen Körper zu beziehen und diesen entsprechend seines Wesens zu gestalten.

Bevor wir, die Wesenheiten, auf die Erde inkarnieren, entscheiden wir uns, dies zu tun. Sei es ob es dazu dient, etwas zu lernen oder um etwas nachzuholen, unser Bewusstsein macht keine Fehler, es hat immer recht und es ist immer auf Wachstum ausgerichtet. Unser Bewusstsein ist auch immer zielgerichtet, doch was unser Geist und unsere Persönlichkeit dann auf der Erde daraus macht, dafür ist nur ein Einziger verantwortlich und das sind wir selbst.

Wir sind vollkommen, und immer wieder ermahne ich die Menschen, sich selbst nicht klein zu machen. Alle haben sämtliche Kräfte die es gibt in sich, doch jeder sollte auch in diesem Sinne von sich selbst überzeugt sein, und wissen: wir sind nicht unser Körper, wir haben einen Körper. Man sollte intensiv darüber nachdenken, darüber meditieren und reflektieren.

Ich habe des Öfteren schon meinen Körper verlassen und mich selbst von außen gesehen. Dabei war ich immer über eine energetische Verbindung, die man sehr wohl als eine Art Schnur bezeichnen kann, mit meinem Körper verbunden. Dem feinstofflichen Körper gelingt es ganz leicht, sich von dem grobstofflichen Körper zu lösen. Ich schwebte ganz bewusst unter der Decke und fühlte mich so, als wäre ich in meinem Körper, es fühlte sich nicht fremd an, nur viel leichter. Der feinstoffliche Körper kann fliegen, kann sich überall hin bewegen, kann liegen und sitzen, er isst zwar nicht und trinkt auch nicht, aber reagiert sofort auf das Denken. Es soll viele Menschen geben, die das sogar trainieren und für die das bewusste Austreten aus dem grobstofflichen Körper normal ist. Doch das muss jeder für sich selbst entscheiden.

Was die Heilkräfte und deren Anwendung angeht, so ist jeder in seiner Vollkommenheit dazu berechtig, diese anzuwenden, ohne Hemmungen zu haben. Die Entscheidung dafür, erfolgt aus unserem Denken. Es sind unsere Gedanken, die die Kraft generieren – wie sonst sollte Fernheilung funktionieren? Fernheilung ist etwas Fantastisches. Diese hat Wirkung. Auch wenn jemand, der in einem andern Land lebt, erkrankt ist und wir Fernheilung machen, so kann derjenige das spüren und dadurch gesund werden. Die Gedanken durchdringen alles, gehen durch alles hindurch rund um die Welt, sie lassen sich nicht einschränken.

In der Quantenphysik spricht man von biochemischen Vorgängen. Jede, wirklich jede einzelne Zelle unseres Körpers ist beeinflussbar über die Prägung unserer Gedanken. Über die Verschränkung der Teilchen gibt es wissenschaftliche Bücher. Sie können erklären, wie es kommt, dass Informationen zeitgleich an einem weit entfernten Ort ankommen.

Wie gesagt, ich war neugierig, ob Itier in seinen Filmen diese Themen zur Sprache bringen und mit den heutigen, zur Verfügung stehenden, Mitteln anschaulich vermitteln würde.

Ich gebe unseren Schülern immer ganz einfache Anweisungen: Schaut euch um. Alles, was ihr betrachtet – egal ob es der Tisch, der Stuhl, das Bild, die Wand, die Tasse, das Glas, das Haus, dein Outfit ist – alles, alles wurde einmal, bevor es so aussah, wie du es jetzt betrachten kannst, von jemandem erdacht. Es ist also ›geistigen Ursprungs‹, das heißt, es ist der Geist, der mit Hilfe seiner Gedanken die materiellen Bausteine seiner Vorstellung entsprechend benutzt und umwandelt, bis diese sich eines Tages wieder auflösen und als andere, neue Erscheinungen hervortreten. Alles ist immer in Bewegung, nichts bleibt wie es ist, es gibt nichts, was man festhalten könnte, kein einziger Augenblick gleicht dem anderen. Deshalb bleibt für die Gegenwart: gestaltet das Jetzt sowie es sich jetzt ergibt. Die Zukunft ergibt sich immer aus dem JETZT. Wenn du im Moment lebst, dann ist der Moment für dich entscheidend und du kannst nur aus dem Moment, wie er dir entgegenkommt und du ihn lebst, etwas lernen. Wenn du diesen belastest, anstatt ihn bewusst zu erleben, dann versäumst du eine Chance. Jeder muss sein Leben jetzt leben und so wie es für jeden einzelnen ist, ist es richtig. Dann ist alles gut.

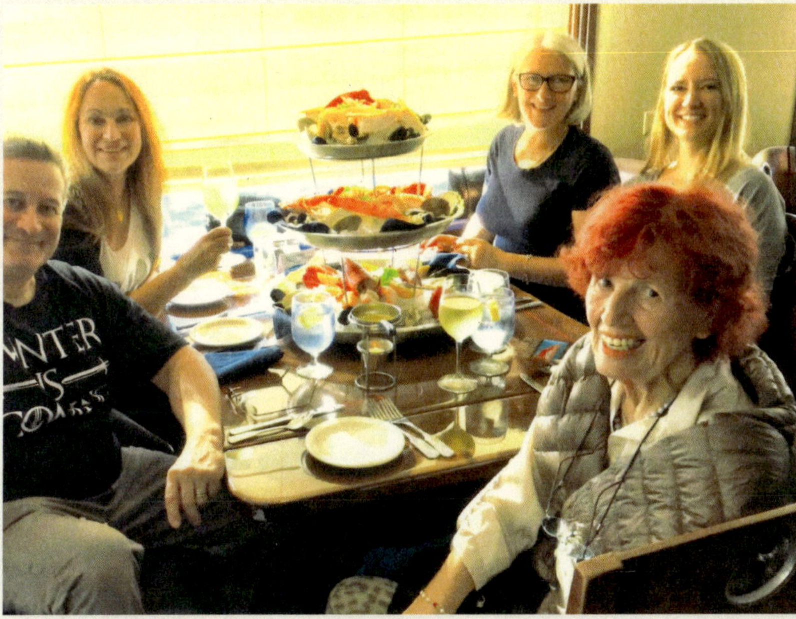

| Emmanuel Itier, Neti, Annette Bokpe, Anya Gwenn und Zita in Santa Barbara

Das Leben ist vielschichtig, ob ich nun eine Butterblume oder eine Rose bin, ist zwar äußerlich ein Unterschied, doch im Grunde ist es dasselbe –beides sind Blumen. Dieses zu hinterfragen gehört zu unserer jetzigen Zeit, mit unserem Geist machen wir Laborarbeit. Doch mit solchen Methoden, können die Menschen die wahren Schöpferkräfte nicht begreifen. Wir begreifen, wie man ein Bild malt oder ein Haus baut. Es ist jedoch nicht nur das grobstoffliche Material was man dazu braucht, die Gedanken, die Schöpferkräfte dahinter sind weitaus mächtiger.

Zurück zu unserer Reise. Am nächsten Tag machten wir uns auf den Weg nach Santa Barbara. Die Fahrt entlang der kalifornischen Südküste – der amerikanischen Riviera – zwischen Meer und größtenteils spärlich bewachsenen Steilhängen und ohne größere Orte, war wunderschön. Für mich schon etwas ermüdend, aber ich genoss die Fahrt trotzdem. Mir sind die Anlagen großer Farmen aufgefallen, Obst- und Gemüseanbau, wenige Tiere, Blumen überall, herrliche satte Farben. Der Himmel strahlte auch in einem besonderen Licht, gespiegelt im Meer in allen Blautönen bis zu tiefem Türkis. Sogar die Sterne zeigten sich später abends im Meer. Für mich als deutsches Großstadtkind war das alles so schön wie Weihnachten.

Neti und Anya kannten die Stadt, sie fuhren auch durch kleinere Stadtteile, die ich mir ansehen konnte, bevor wir uns zu der vereinbarten Verabredung in einem wunderbaren Spezialitätenrestaurant direkt am Meer mit Emmanuel trafen. Die Freude war groß, ich machte Emmanuel Itier viele Komplimente in Bezug auf die bewundernswerte Schönheit seiner Heimat. Dort zu leben muss toll sein.

Neti besprach ihre Angelegenheiten mit ihm, dann genossen wir alle die köstlichen Früchte des Meeres, die uns frisch aus der Tiefe ihres Ursprungs serviert wurden.

Es war schon wieder einmal Dämmerstunde, und wir machten uns auf den Heimweg. Kurz vor Los Angeles hielten wir vor einem kleinen Restaurant direkt am Meer. Neti kannte das hübsche Lokal. Dort tranken wir noch etwas und ließen die schönen Tage Revue passieren. Unsere Reise neigte sich dem Ende zu, sehr traurig für mich. Neti musste noch am selben Tag zurück nach Deutschland abreisen, weil die Schule und der Unterricht sie brauchten. Da ich beide, meine Tochter und Enkeltochter, nur sehr selten so nahe bei mir habe, war ich etwas wehmütig.

Am nächsten Morgen frühstückten wir dann zusammen, aber ohne Neti. Anya machte ihren Fitness-Frühsport und erledigte danach mit mir zusammen ihre Besorgungen. Anschließend fuhren wir ans Meer, und am Abend in ein wunderschönes Yoga-Center, das der klassischen Schule des Kaschmir Shaivism verbunden ist. Das ist eine nicht dualistische Philosophie, die in Nordindien entstand und die erklärt, dass die Welt eine Manifestation der höchsten Wirklichkeit ist. Sie ist für jeden Menschen erfahrbar, der von einem echten Meister initiiert wird. Es gibt viele uralte und universelle Wege von Meistern, die ein Wissen bewahren und weitergeben, welches den Menschen von Anbeginn der Zeiten bekannt ist. Solche Meister leben in dem beständigen Bewusstsein ihrer Identität mit dem Absoluten, und sie besitzen die Fähigkeit, uns eine direkte Erfahrung unserer Einheit mit Gott zu vermitteln. Meistens beginnt es mit einem Prozess der inneren Reinigung. Unsere Betrachtungsweise verändert sich, sie lässt uns erkennen, dass wir nicht nur aus unserem fleischlichen Körper bestehen.

Unser Körperbetontes »ich bin Ego« wird abgelöst von der Erfahrung, ich bin Du, ich bin ALLES, ich bin BEWUSSTSEIN, ich bin das LEBEN, ewig, ich bin Gott, und Gott ist die Liebe und Gnade. Wir, Neti, Anya und ich, fühlen uns in diesem Kosmos der Spiritualität zuhause. In einem späteren Kapitel dieses Buches, werde ich mehr darüber berichten.

Am nächsten Tag musste Anya in ihre Schule. Annette und ich beschlossen eine Stadtrundfahrt im Panoramabus zu machen. Unser Ziel war Hollywood, dort wo die Sterne im Straßenpflaster verankert sind. Es war eine wunderschöne Fahrt in einem Bus, der oben, dort wo wir saßen, offen war. Er durchquerte verschiedene Stadtteile, wir bewunderten die charakteristischen Eigenheiten der einzelnen Viertel und nahmen sogar deren unterschiedliche Gerüche wahr. Jetzt, am Tag, konnte man die Stadt in einem anderen Licht sehen. Ich erkannte Besonderheiten, die mir tags zuvor im Dunkeln verborgen geblieben waren.

Überwältigend, wie viel Power diese Stadt ausstrahlt. In den Pausen, die sich beim Umsteigen in andere Busse ergaben, machte Annette fleißig Fotos, mit denen sie die vielfältigsten Typen von Menschen dokumentierte. Sie könne gut als Reporterin arbeiten, meinte ich. Ach was! Sie ist ja Journalistin! Als wir die letzte Haltestelle erreichten, wurden wir gleich von der Welt des Kinos umringt. Menschen in der Verkleidung bekannter Filmidole wollten mit uns fotografiert werden, für Geld natürlich. Sie waren sehr liebenswürdig, nicht aufdringlich, freundlich lachend. Sie hatten Spaß an ihrer Tätigkeit.

Annette und ich genossen es die Shopping Malls zu durchstöbern, freuten uns, ein Kaffeehaus zu finden, wo es tatsächlich Kaffee in einer richtigen Tasse und nicht in einem Pappbecher gab. Fasziniert beobachteten wir die Leute, die den Stern ihres Lieblingsstars auf der Straße suchten und diesen dann fast andächtig mit der Hand berührten, während einer ihrer Begleiter Fotos von ihnen machte. Annette bestand darauf, mir als Geburtstagsgeschenk in einem besonderen Laden eine mit Daunenflaum gefüllte Jacke zu kaufen.

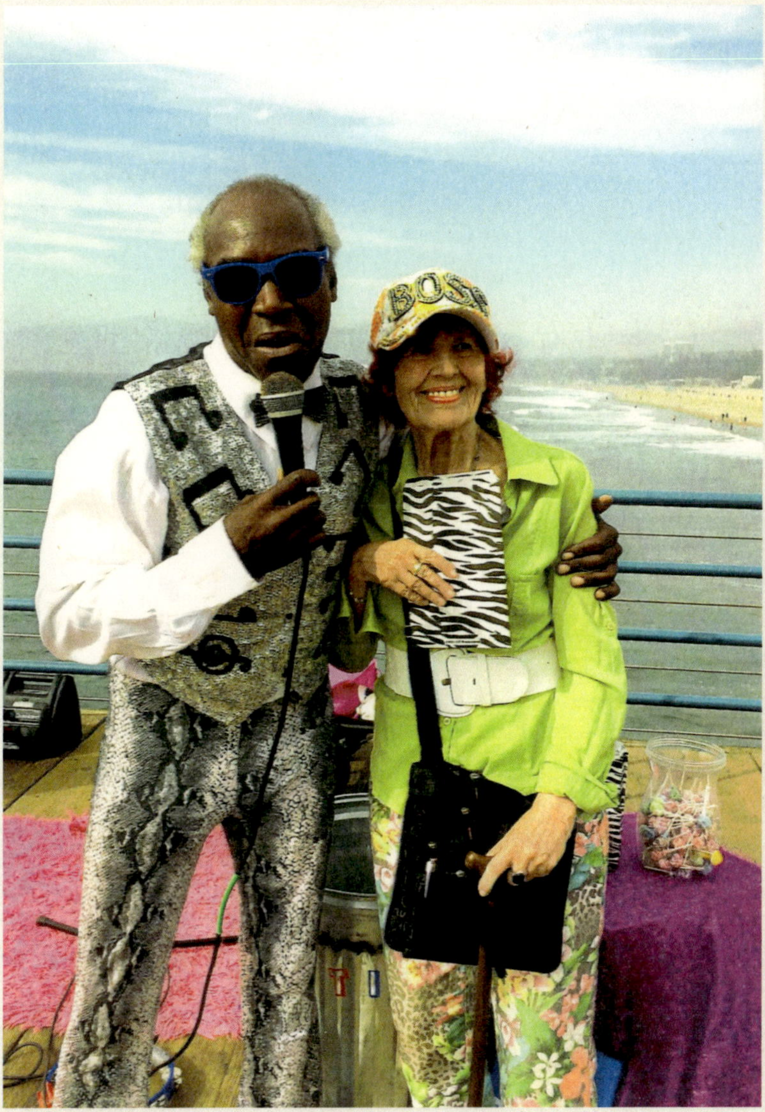

| Happy Birthday Zita – Ständchen auf dem Santa Monica Pier in Los Angeles

Das ist auch so ein Kapitel für sich – früher hat keiner im Traum daran gedacht, Materialien wie Daunen für Bekleidung zu verwenden. Ich kann mich noch gut daran erinnern, was für eine Sensation die ersten Nylonstrümpfe waren. Wie auch immer, die neue Jacke wurde sofort angezogen, so dass ich am Abend, der recht kühl war, auf dem Obergeschoss des Busses schön kuschelig eingehüllt war. Danke Annette.

Nach der Tour trafen wir uns mit Anya zum Essen und planten unseren nächsten gemeinsamen Tag. Es war der Tag vor unserer Abreise. Ich hatte Mühe, nicht traurig zu werden. Wann sehe ich sie wieder, meine Anya, wann kann ich sie wieder in meine Arme schließen?

Wir beschlossen, noch einmal ans Meer zu fahren, Anya mit ihren Rollerskates, Annette mit einem geliehenem Fahrrad. Ich blieb in einem der Strandcafés im Liegestuhl und genoss das Sonnenbaden.

Gemeinsam bewunderten wir später den Sonnenuntergang am Meer – das bedeutete mein Abschied von Los Angeles. Es folgte noch ein gutes Abendessen in einem sympathischen Restaurant, dann mussten wir zurück in die Wohnung, zum Koffer packen. Am nächsten Morgen dann ein schnelles Reste-Frühstück, es galt die Wohnung besenrein zu verlassen, und dann ging es ab zum Flughafen. ›Bye Bye Los Angeles, es war eine happy time bei dir. Auf Wiedersehen, meine geliebte Enkeltochter, du bist in meinem Herzen, ich danke dir und wünsche dir das Allerallerbeste in dieser wunderschönen, irren Stadt.‹

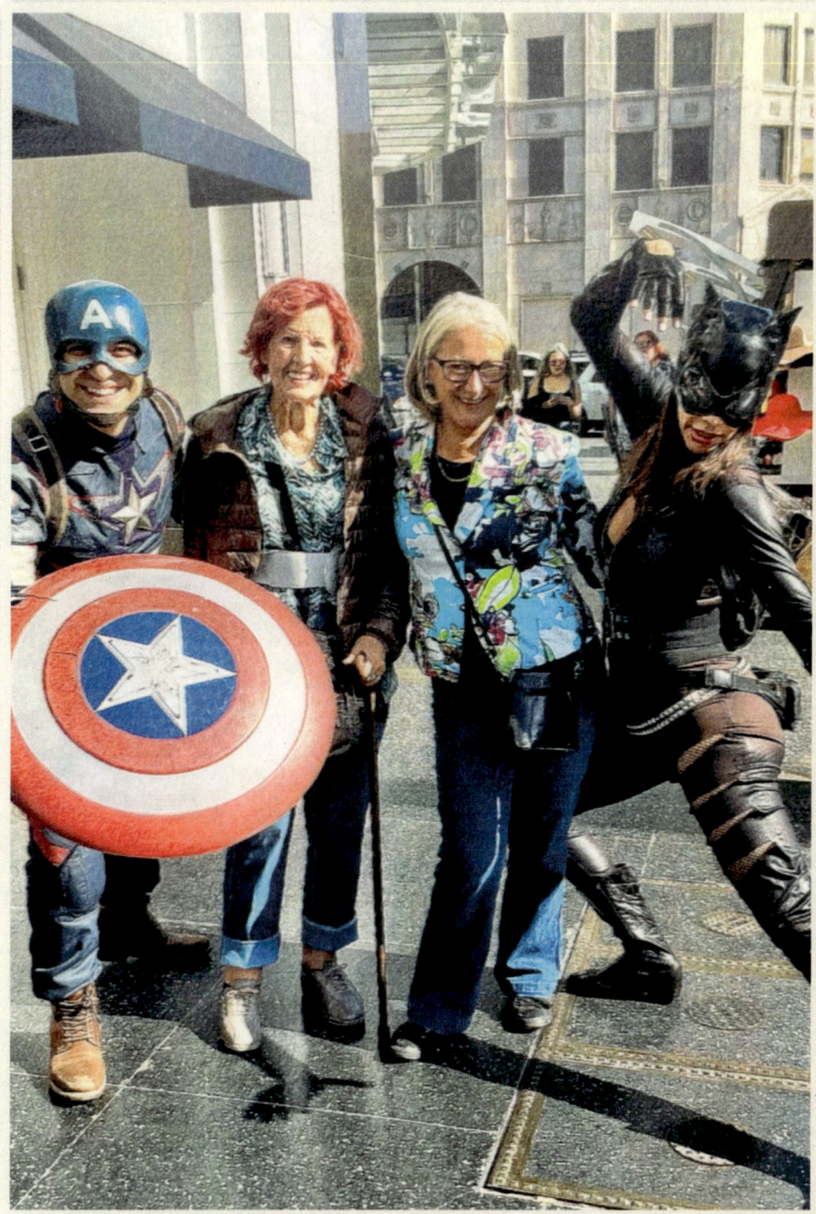

| Zita und Annette Bokpe in Hollywood

Beim Rückflug saßen wir im gleichen Flugzeugtyp, die gleichen Sitzplätze, aber leider eine andere Crew, die aus schlecht gelaunten Damen bestand. Ich hatte einen sehr unangenehmen Sitznachbarn, der sich nur Horrorfilme anschaute und auch so aussah. Annette legte sich gleich in Schlafstellung und döste weg. Ich hatte Schwierigkeiten einzuschlafen – zu viele Dinge wirbelten noch in meinem Kopf. Der Anschlussflug London –München gestaltete sich ohne Probleme. Zuhause wurden wir abgeholt, das Wetter war unfreundlich und kalt. Ich kämpfte mit Husten, Schnupfen und Jetlag.

Annette musste dann gleich weiter nach Berlin. Ich bin ihr sehr dankbar für die Zeit in ihrer Begleitung und für die Geduld, die sie aufbrachte, um sich als junge Frau an eine alte Oma anzupassen und dabei auch noch Spaß zu haben. ›Danke herzlich, liebe Annette, ich freue mich immer neu auf unsere Zusammenarbeit in der Heilerschule ÉCOLE SAN ESPRIT, wo wir unsere Heil- und Lehrtätigkeit zum Wohle unserer Schüler weiterführen.‹

Im nächsten Kapitel werde ich wieder in die Vergangenheit eintauchen – mich an den Tag erinnern, als mein Ehemann, Wilhelm, bei einem Autounfall starb.

Rolle Rückwärts: Der tödliche Autounfall, mein Leben als Witwe und ein neuer Mann: Emil

Morgens um zwei klingelte das Telefon und riss mich aus dem Tiefschlaf. Die Polizei war dran, und teilte mir mit, Wilhelm sei bei einem Autounfall ums Leben gekommen. Natürlich war ich sofort hellwach, vollkommen außer mir fragte ich, wie und wo es zu dem Unfall gekommen sei. Doch ich erfuhr gar nichts, man wies mich an, mich morgens in Frankfurt beim nächsten Polizeirevier zu melden, dort bekäme ich nähere Auskünfte zum Ablauf des Unfalls.

Das war's! Und nun? Mir wurde schlecht. Der Ohnmacht nahe, musste ich mich übergeben. Ich versuchte mir den Unfall vorzustellen. Erstes Szenario: Zusammenprall mit einem anderen Auto. Zweites Szenario: Wilhelm war betrunken und krachte gegen eine Leitplanke. Drittes Szenario: Er ist zu schnell gefahren und hat die Kontrolle über das Auto verloren. Aquaplaning, also Schleudern auf nasser Fahrbahn, kam nicht in Frage, denn es gab keinen Regen an dem Tag. Was war bloß passiert?

Wie gelähmt, schleppte ich mich wieder in unser Bett. Doch ich konnte nicht liegen bleiben, mein Herz raste, im Kopf drehte sich alles, wieder revoltierten Bauch und Darm. Ich wollte schreien, aber ich konnte nicht. Niemals zuvor habe ich mich so hilflos gefühlt, einen so schmerzhaften Verlust hatte ich noch nie gehabt. Ganz langsam, langsam erlangte ich wieder meine Handlungsfähigkeit.

Ich wusch mich, zog mich an, machte mir einen heißen Glühwein, setzte mich an Wilhelms Schreibtisch und fing an, aufzuschreiben, was zu tun war. Bei Mama gab es kein Telefon. Um Tante Else anzurufen war es zu früh. Während ich schrieb wurde mir vollkommen klar, dass ich hier in Zukunft nicht mehr sein würde. Es war Wilhelms Wohnung, nicht meine.

Mit dem Glas Glühwein in der Hand ging ich Schritt für Schritt durch die Wohnung, um von ihr Abschied zu nehmen. Es war eine wunderschöne Junggesellenwohnung. Das Schlafzimmer hatte mich schon verzaubert, als ich noch Wilhelms Geliebte war – dieser Touch von Verruchtheit wie bei der französischen Boheme, das französische Bett in der Mitte des Zimmers, dahinter und auch an der Decke, der große Spiegel. An einer Wand der Einbauschrank, gegenüber der Durchgang zum Ankleidezimmer und weiter hinten das Bad. Geschmückt waren die Wände mit Gemälden und Kupferstichen leicht bekleideter Frauen. Die Vorhänge waren aus dunkelrotem Samt, davor eine Stehlampe in Form eines Kerzenleuchters. Außerdem gab es einen kleinen Erker mit Blick in den Garten. Hier standen zwei Polstersessel, ein Tisch, ein Bücherschrank und mehrere Kerzen als Beleuchtung. Ich selbst hatte lediglich einige Perserteppiche mitgebracht, die ich von meinen griechischen Freunden erstanden hatte.

Lange blieb ich in der Betrachtung der Wohnung versunken. Wie ein nach Luft schnappender Ertrinkender versuchte ich Wilhelms besondere Ausstrahlung einzusaugen, seinen Duft in mich einzuatmen. Ich wusste, egal wie und wo ich jetzt und in Zukunft leben würde, diese Art zu leben käme nie wieder. Den zweiten Glühwein in der Hand, durchstreifte ich das Wohnzimmer wie ein Tiger in seinem Käfig, hin und her und wieder zurück. Und dabei überschlugen sich die Gedanken: ›Was mache ich jetzt? Was brauche ich von hier? Und was wird aus mir?‹

Widerwillig stöberte ich in Wilhelms Schreibtisch. Darin befand sich ein Safe, der abgeschlossen war. Ich hatte keinen Schlüssel dazu. In einer Schublade fand ich Papiere, die mich betrafen, z.B. die Verträge, die Papa bezüglich unserer Geschäftsgründung geschlossen hatte. Auch unsere Heiratsurkunde nahm ich an mich, um sie bei der Polizei vorzulegen. Es war immer noch Nacht, ich konnte also mit niemandem telefonieren. Wieder sah ich mich um: So ein wunderschönes Wohn-Esszimmer mit eingebauter Bar. Mehrere der damals angesagten Schwedenmöbel und Nierentischchen. Ein antiker Wandschrank, die große Polsterecke, die Sessel unterschiedlichen Stils locker zusammengestellt – eine lässige, fast hollywoodreife Wohnungseinrichtung! Nichts für eine Familie. Wir lebten ja auch nur sporadisch darin. Wilhelm war sehr oft gar nicht in Frankfurt, ich wohnte wechselweise mal bei Mama, mal im Hotel und dann wieder in der Wohnung. Für uns war das alles so in Ordnung.

Während ich mich damals in der Wohnung umsah, passierte etwas in meinem Inneren. Ich wurde immer ruhiger. Mehr und mehr entfernte ich mich von diesem Ort, begann Abschied zu nehmen. Als ich dann endlich mit Tante Else telefonieren konnte, informierte ich sie ruhig und quasi gefühllos. Ich traf mich dann mit ihr bei Mama, übergab ihr die Wohnungsschlüssel mit den Worten: »Nie mehr werde ich dieses Haus und diese Straße betreten.« Ich habe mich tatsächlich daran gehalten.

Tante Else begleitete mich zur Polizei. Der Unfallbericht lautete: Das Auto des Fahrers war komplett überladen mit Weinkisten, die nicht sicher verstaut waren. Bei überhöhter Geschwindigkeit wurde das Fahrzeug beim Abbiegen, aus der Kurve geschleudert. Es knallte an einen Baum. Als man den Fahrer fand, steckte das Lenkrad in seiner Brust, die Weinkisten wurden durch das Innere des Wagens geschleudert, quetschten ihm die Beine ab und brachen ihm das Genick. »Gott sei Dank sofort tot!«, hieß es noch.

Da unser beider Wohnsitz Frankfurt war, konnte ich bestimmen, dass Wilhelm, nachdem alle gerichtlichen und medizinischen Untersuchungen erfolgt waren, auf dem Frankfurter Hauptfriedhof beigesetzt werden sollte. Auf eine offene und auch geschlossene Aufbahrung verzichtete ich und bestand auf eine Urnenbeisetzung. Das legte ich bei der Polizei fest, mit Tante Else als meine Zeugin.

Wieder zuhause angekommen, wurde mir doch wieder schlecht. Mamas lautes Gejammer machte mich fertig, ich wurde sehr böse und war kurz davor, wegzulaufen. Nur wohin? Ich blieb natürlich bei Mama. Sie schickte Papa ein Telegramm und schrieb, dass er kommen solle.

Ich ging in meinen Laden zu meinen Hüten und dann in das von Wilhelm betriebene Hotel, um alle zu benachrichtigen. Jeder einzelne reagierte mit Bestürzung und großer Betroffenheit. Als ich den Angestellten versicherte, dass alles so weiterlaufen würde wie bisher, konnte ich sie beruhigen. Papa kam am übernächsten Tag. Er hatte gerade Urlaub, und danach folgte ohnehin seine Pensionierung. Unter den Gegenständen, die Wilhelm im Auto bei sich gehabt hatte und die ich von der Polizei ausgehändigt bekam, war auch der Schlüssel zum Safe, den ich dann an Papa weitergab.

Die Einladung zur Trauerfeier auf dem Hauptfriedhof erfolgte über die offizielle Todesanzeige in der Zeitung, da ich den persönlichen Freundes- und Geschäftskreis von Wilhelm nicht näher kannte. Ich bestellte einen konfessionslosen freien Redner, den ich bat, vor allem über die Gefahr von Alkohol am Steuer zu sprechen, da ich über Wilhelms Leben nicht viel sagen konnte. Zwei mir bekannte Opernsängerinnen sangen verschiedene Lieder, begleitet von Klaviermusik. Der Sarg war vollkommen zugedeckt von Kränzen und Blumenschmuck. Kaum war er aus der Trauerhalle abtransportiert, brachen die Trauergäste auf. Nur wenige haben mir und meiner Familie persönlich kondoliert. Ich denke, sie wollten unbedingt in der Friedhofsgaststätte auf der gegenüberliegenden Straßenseite einen guten Platz ergattern. Es ging ihnen darum zu essen und ausgiebig zu trinken. Der Frankfurter Bürger sagt dazu: »Jetzt wird die Haut versoffen«. Es war eine eher unpersönliche Feier. Tante Else kannte zwar viele von Wilhelms Freunden, aber Mama kannte nur wenige, ich noch weniger, Papa keinen einzigen.

Ein Mann in Jägerkleidung setzte sich neben mich und kündigte seinen Besuch bei mir an, um alles mit mir »privat zu regeln«. Ich hatte keine Ahnung, wovon er sprach und bat ihn, sich an

Tante Else zu wenden, doch er meinte nur: »Sie weiß Bescheid, also wir sehen uns bald«. Danach setzte er sich wieder zu seinem Bekanntenkreis. Kurz darauf wurde es an seinem Tisch sehr laut, die Stimmung war ausgesprochen fröhlich. Dies war meine allererste Beerdigung, und ich war sehr perplex und äußerst verwundert über das eigenartige Verhalten der Teilnehmer. Sie gaben auch einige Storys über Wilhelm zum Besten, die ich überhaupt nicht kannte. Sie erzählten von einem Menschen, der mir, so wie sie ihn darstellten, total fremd war.

Nur einzelne Personen erkannte ich wieder – ich war ihnen in Tante Elses alter Wohnung an der Börse begegnet, wo sie in der Kriegs- und Nachkriegszeit ihren Tauschhandel organisiert und betrieben hatte.

Mama und Papa regten sich auf über den Jägersmann, an dessen Tisch es immer lauter wurde und die Witze immer deftiger. Tante Else erklärte uns dann, dass dieser Emil etliche Jahre geschäftlich mit Wilhelm zu tun gehabt hatte, und er es war, der Wilhelm den Unfallwagen geliehen hatte, um ihm zu helfen. Emil besaß in Aschaffenburg ein größeres Taxiunternehmen, außerdem handelte er mit Neu- und Gebrauchtwagen und betrieb auch noch eine Motorradvertretung von Honda.

Zur Erinnerung: Wir befinden uns zu dieser Zeit immer noch in den Aufbaujahren der Nachkriegszeit. In Deutschland gab es damals viele Männer, die nicht sonderlich rücksichtsvoll waren. Egoistisches Handeln und ein starker Willen, verhalf ihnen zu Reichtum, mit dem sie auch die Räder des wirtschaftlichen Aufschwungs ins Rollen brachten. Emil gehörte zu diesen Männern. Er schwamm zwar nicht ganz oben auf der Welle des Erfolgs, aber in dem von ihm geschaffenen Umfeld konnte er sich durchaus behaupten.

Nach Wilhelms Beisetzung, der Urnenbestattung, machten Papa und Tante Else sich daran, seinen Nachlass mit Hilfe eines bekannten Rechtsanwalts zu klären. Dies war mit viel, viel Arbeit und einer großen Menge Ärger verbunden, auch mit Überraschungen und herber Enttäuschung. Ich wohnte ja wieder bei Mama und Papa. Meine Arbeit in meinem Hutatelier fand nach wie vor in den Räumen des noch im Aufbau befindlichen Hotels statt. Papa nahm die Unterlagen aus Wilhelms Schreibtisch, schrieb sie ab und übergab sie dann dem Anwalt. Tante Else sorgte dafür, dass die Teppiche aus Wilhelms Wohnung zu ihr gebracht wurden. Ansonsten blieb alles wie bisher. Jetzt zu den Fragen des Anwalts: Ist ein Testament vorhanden? Wurden Versicherungen abgeschlossen? Welche Bankkonten gibt es, und auf wessen Namen laufen sie, und wer hat die Vollmacht darüber? Welche Besitztümer gibt es, welche Verträge? Hatte Wilhelm Kinder aus der ersten Ehe? Auf all diese und noch etliche andere Fragen, war ich nicht im Stande, zu antworten. Da wir kinderlos waren und kein Testament gemacht hatten, waren Wilhelms Verwandte, laut Gesetz, Miterben und besaßen Anspruch auf einen Teil des Nachlasses, dabei hatte ich keinerlei Kontakt zu diesen Angehörigen. Jedenfalls gab es eine Schwester und einen Bruder, die ihrerseits sofort einen Anwalt einschalteten, um ihre Ansprüche geltend zu machen. Sie waren aber genauso wenig über Wilhelms wahre Besitzverhältnisse informiert wie ich. Mein Rechtsanwalt setze sich mit dem Anwalt in Verbindung, der Wilhelm vertreten hatte und seine sämtlichen Geschäftsvollmachten besaß. Ich kannte ihn überhaupt nicht.

In dieser Zeit war ich, als sogenannte trauernde Witwe, stets in schwarz gekleidet und trug über meinen jeweiligen Hüten einen Witwenschleier. Die geschäftlichen Abwicklungen brachten mich nun in direkten Kontakt mit Wilhelms Betrieben. Dazu gehörten ein Kaffeehaus, eine kleine Weinstube, ein Abend- und Nachtlokal sowie ein Betrieb, an dem nur die Angestellten der Gastronomie beteiligt waren.

Inzwischen war ich bekannt wie ein bunter Hund. Ich trat zunehmend selbstbewusster auf, wurde respektiert, und man mochte mich. Das hatte wohl damit zu tun, dass ich alles so ließ wie es war und ich in keiner Weise den Anspruch erhob, die Chefin zu werden.

Bald legte ich den Witwenschleier ab, ersetzte die schwarzen Strümpfe durch helle Nylons. Leuchtender Modeschmuck und helle Tücher gaben mir neuen Aufschwung, und so meisterte ich all die Herausforderungen, die auf mich zukamen. Besonders angetan hatte es mir die kleine Weinstube, denn sie war gemütlich und gut besucht. Die Gäste: Börsianer, Banker, Geschäftsleute und an dem Theater der Börse gastierende Schauspieler, bekannt aus Film und Rundfunk. Das Personal hatte Wilhelm selbst eingestellt, nun wurde es von seinem Anwalt betreut und bezahlt. Auch ich war so etwas wie eine Zugnummer, denn unter den jungen Frankfurter Geschäftserben hatte sich herumgesprochen, dass es da eine hübsche, junge und vermögende Witwe gibt. Also wurde ich begutachtet und auch umworben, denn so viele junge, attraktive Witwen gab es nun mal nicht. Als willkommener Gast in der Weinstube hatte ich viel Spaß, vor allem, weil ich mich auf keinen der Männer einließ.

Wilhelms Anwalt verfolgte mein Leben mit Argusaugen und gab mir ab und zu ein warnendes Signal, denn die erbrechtlichen Angelegenheiten mussten ja endlich geklärt und die Auseinandersetzungen abgeschlossen werden. Ich besaß kein besonders großes Bankguthaben. Bis auf das Hotel in Darmstadt und das Hotel in Frankfurt, welches sich noch im Aufbau befand, waren Wilhelms Betriebe angemietet. Und wegen Eigenverschulden und Alkohol am Steuer, bestand kein Anspruch auf Geld von der Versicherung. Es folgte eine sehr komplizierte juristische Auseinandersetzung, da Wilhelm auch Erbanteile an großen familiären Besitztümern besaß. Einige mussten an mich übertragen werden. Ich entschied mich für folgende Lösung: Ich verzichtete auf das Hotel in Darmstadt, die Darmstädter ihrerseits auf das Hotel in Frankfurt.

Die geschäftlichen Auseinandersetzungen mit den Anwälten waren mir absolut zuwider. Ich bekam jedes Mal weiche Knie, Herz- und Kopfschmerzen. Ich bin, was Finanzielles betrifft, überhaupt keine Kämpfernatur – wie viel Geld ich auf der Bank hatte, wie viele Zinsen ich bekam und was man mit diesem Geld alles machen konnte, all das interessierte mich damals nicht im Geringsten. Durch die Arbeit in meinem Hutgeschäft war ich praktisch Selbstversorger, ich war autonom und hatte alles, was ich brauchte. Papa bekam von mir die Vollmacht, die Sachlage mit den Anwälten endgültig abzuklären.

Nun meldete sich Emil wieder. Zur Erinnerung: Er war der Mann, der in Jägerkleidung an Wilhelms Beerdigung teilnahm, mir durch sein lautes »Hoppla hier bin ich« und durch seine Witze und frechen Sprüche nicht gerade angenehm aufgefallen war.

Auf einmal tauchte er in einem sportlichen, schicken Lodenanzug auf und überreichte mir als Geschenk einen selbst geschossenen Feldhasen und dazu einen eigens gepflückten Feldblumenstrauß. Ich muss sagen, ich war sehr überrascht und durchaus von ihm angetan.

Als erstes stellte ich klar, dass ich alle seine Ansprüche das Auto betreffend anerkannte. und bot ihm an, doch das Auto von Wilhelm zu behalten. Er müsse sich diesbezüglich an die Anwälte wenden.

Emil war ein charmanter Plauderer, spielte die geschäftlichen Angelegenheiten herunter und bot mir seine Hilfe an. Als alleinstehende Frau könne ich seine Unterstützung bestimmt gebrauchen. In meinem Inneren ertönten Alarmglocken, alles in mir rief :›Nein, Nein, Nein!‹ Trotzdem faszinierten mich seine Schilderungen über die Jägerei, und ich sagte zu, ihn in sein Revier zu begleiten, ließ aber den Zeitpunkt offen. Meine innere Warnanlage schaltete ich einfach aus, da er für mich als Frau kein besonders Interesse erkennen ließ.

Emil war genau so alt wie Wilhelm, und ich betrachtete ihn als wohlwollenden älteren Freund. Das gelang mir mühelos, da ich mich inzwischen zu einer zunehmend selbstbewussten, eigenständigen Frau entwickelt hatte, die es genoss, die Rolle der lustigen Witwe zu spielen.

Ich lernte auch wieder andere Männer kennen, aber ich hatte keinerlei ernste Absichten, davor schreckte ich zurück. Ich traf junge Männer eigentlich nur aus Neugierde und dem Gefühl heraus »das gehört dazu«. Wir hatten Spaß, tanzten, tranken Alkohol,

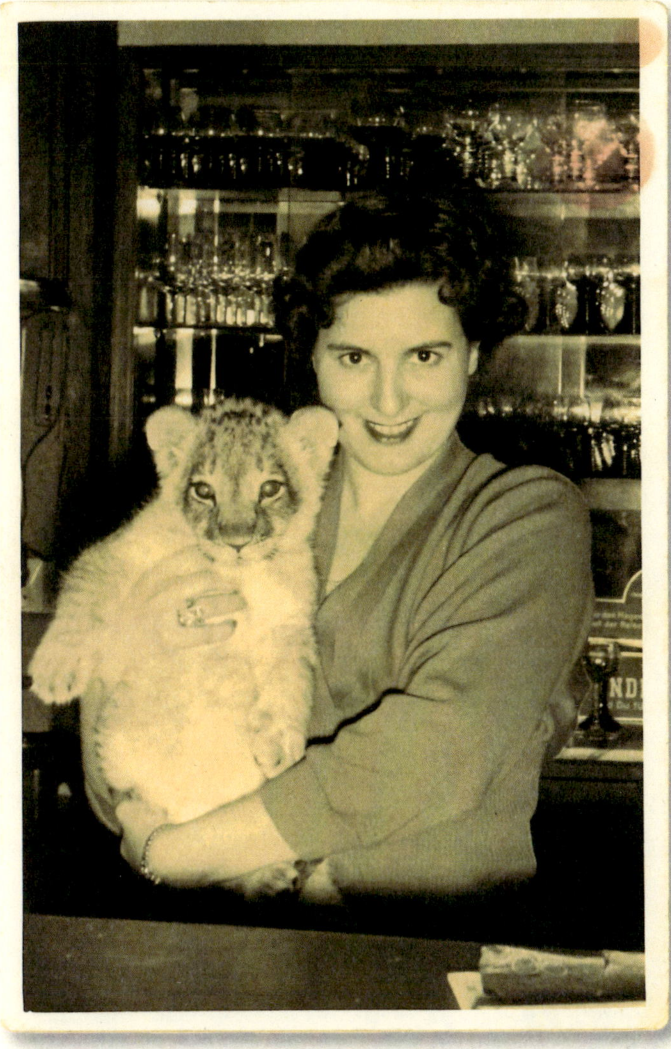

| In der Rolle der lustigen Witwe

rauchten gemeinsam Zigaretten. Reiche Junggesellen veranstalteten Partys in den privaten Bungalows ihrer Eltern irgendwo im Taunus. Es wurden auch große Feste in den Räumen des Frankfurter Zoos und im edlen Palmengarten gefeiert. Bei diesen Einladungen ging es sehr brav und gediegen zu, die Eltern waren auch oft dabei, um auf den Umgang ihrer Kinder ein Auge zu haben auf deren Benehmen zu achten.

Frankfurt hatte sich rasend schnell von der Zerstörung in den Kriegsjahren erholt. Meine Vision von der Stadt verwirklichte sich: Die komplette Frankfurter Innenstadt wurde ausgebaut, es gab unterirdische Geschäfte, eine Art Straßenbahn durchquerte ganz Frankfurt unter der Erde. Während meiner Kindheit hatte man noch behauptet, es sei undenkbar in Frankfurt Hochhäuser zu bauen, da unter der Stadt der in den Main mündende Fluss namens Braubach fließt. Also sei es bautechnisch unmöglich, tief genug unter die Erde zu graben. Mit der Zeit entwickelte sich aber die Bautechnik immer weiter, in Frankfurt wurde ein Hochhaus nach dem anderen gebaut und die großen Kaufhäuser erweiterten ihre Geschäftsräume bis tief unter die Erde. Außerdem ersetzten jetzt Rolltreppen die Paternosteraufzüge.

Bald löste ich mich von Wilhelms Betrieben, anschließend verabschiedete ich mich von seinem Rechtsanwalt. Mir blieben nur das unfertige Hotel und die kleine Weinstube.

Mama übernahm die Leitung der Weinstube, Papa die Aufsicht des Hotels und kümmerte sich um die Abrechnungen. Ich war nach wie vor mit meinen Hüten beschäftigt und beteiligte mich an vielen von der Industrie- und Handelskammer organisierten Modenschauen.

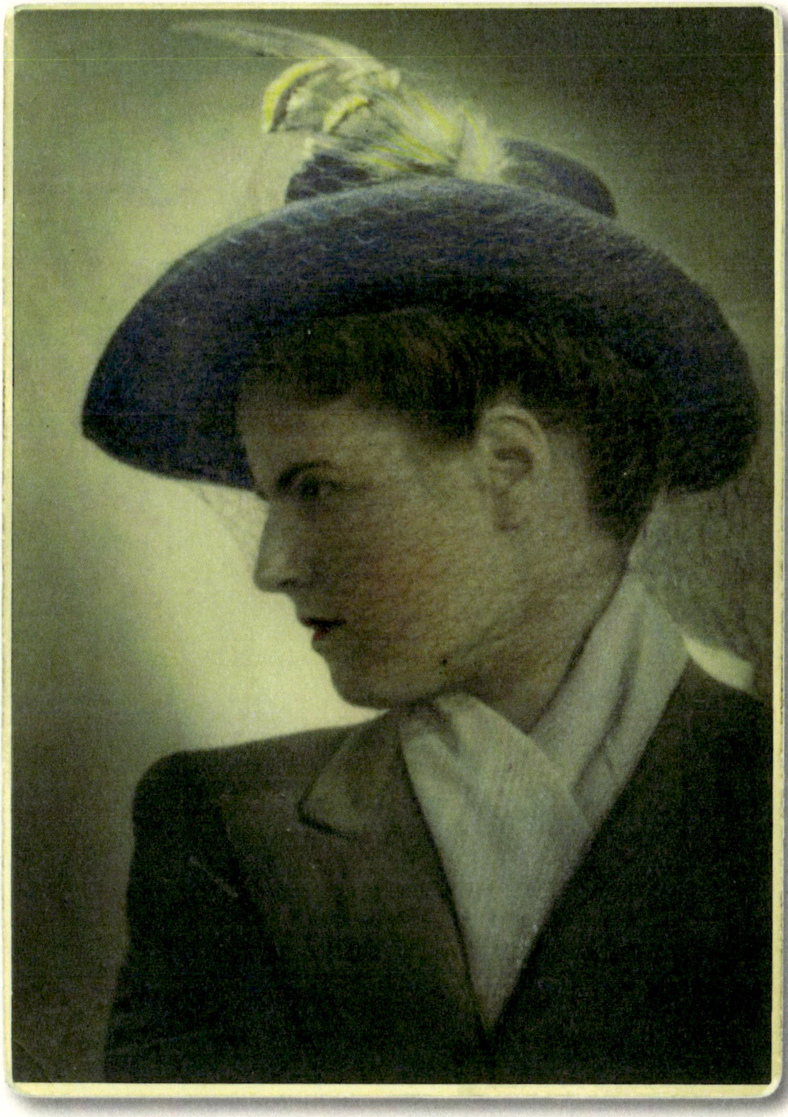

| Hutmachermeisterin Zita

Ich wurde immer bekannter, vor allem durch die Berichterstattung in den Zeitungen.

Peter Frankenfeld und Hans-Joachim Kulenkampff waren damals große und sehr gefragte Entertainer, ihre Fernsehshows wurden von populären Tanzorchestern begleitet. Die Menschen liebten Entertainment, und die Frauen waren verrückt nach Mode. Der Krieg hatte ein Vakuum hinterlassen, endlich gab es unterschiedliche Mode für Frühling, Sommer, Herbst und Winter. Schuhe, Taschen, Handschuhe und Hüte mussten den passenden Farbton haben, tonangebend war Paris.

Die Damen kamen zu mir mit französischen Modejournalen als Vorlage für die Hüte, die sie unbedingt wollten. Für mich war es nicht immer einfach, die Wünsche umzusetzen, nicht so sehr wegen der Farben, eher weil nicht jeder wunderschöne tolle Hut zum Typ einer bestimmten Dame passte. Zum Glück hatte mich meine Lehrmeisterin während meiner Lehrzeit am lebenden Modell arbeiten lassen. Das bedeutete, dass ich Kundinnen einen vorgefertigten Hut anprobieren ließ und man mir schon recht früh erlaubte, diesen gegebenenfalls zu verändern, Garnituren auszusuchen und anzufertigen.

Da ich die Kundinnen selbstständig beraten durfte, wuchs meine Erfahrung, und ich bekam ein sicheres Gefühl für die Wünsche und den Geschmack der Kundinnen sowie auch der männlichen Kunden. Alle verließen glücklich und zufrieden mit einem neuen Hut das Geschäft.

Eine verrückte Episode möchte ich unbedingt erzählen. Eines Tages kam ein Herr in mein Geschäft, um einen Damenhut zu kaufen. Ich erklärte ihm, dass ich keine Hüte von der Stange, also fertige Hüte, verkaufen würde, sondern nur Spezialanfertigungen, mit Ausnahme der Hüte, die von Modenschauen übrig geblieben waren. Ja, so einen wolle er. Mein Einwand, der Hut müsse anprobiert, eventuell verändert werden, denn er solle doch der Dame gefallen, ließ er nicht gelten. Er winkte ab und gab mir die Kopfweite seiner Partnerin, mehr bräuchte ich nicht. Ich hatte drei Modelle im Laden, die ich ihm dann zeigte. Zwei davon kaufte er, nachdem ich die Hüte der gewünschten Weite angepasst hatte. Dann zog er mit seinen Schätzen von dannen.

Acht Tage später kam besagter Herr mit den bei mir gekauften Hüten zurück. ›Oh Gott‹, dachte ich, ›ich tausche keine Hüte um, nehme auch keine zurück.‹ Was war passiert? Er nahm die Hüte aus der Tüte, sie sahen aus wie unter die Räder gekommen, zerzaust, zerbeult, fast nicht mehr als Hüte erkennbar. Etwas verlegen, doch durchaus selbstsicher fragte er mich, ob ich sie wieder herrichten könne. Fassungslos starrte ich ihn an. Nun beichtete er mir sein Geheimnis: Er hatte Sex mit seiner Dame, im Stehen. Sie war nackt, trug sehr hohe Stiefel mit hohen Absätzen und hatte einen Hut auf. Ich bemühte mich, nicht laut zu lachen. Sofort kamen in mir Erinnerungen hoch an die Zeit als ich im Frankfurter Bahnhofsviertel als Gesellin bei den zwei lesbischen Damen angestellt war, die eine Schneiderin und die andere Hutmacherin. Nun denn, jetzt hatte ich wieder etwas dazugelernt. Als der Mann sich meiner Diskretion sicher sein konnte, kaufte er noch weitere sehr teure Hüte bei mir.

Der Alltag nahm seinen Lauf. Da ich keine eigene Wohnung hatte, schlief ich erst im »Hotel Mama«, dann in meinem Hotel. Die Bauarbeiten waren immer noch eingestellt. Ich wurde von allen Seiten zum Verkauf gedrängt, auch die große und bekannte Firma DEGUSSA zeigte Interesse und machte mir ein Angebot.

Mir war der Wert dieses Grundstücks damals überhaupt nicht bewusst. In meiner Vorstellung gab es nur das kleine überschaubare Stadthotel und das Bild, wie es vielleicht einmal aussehen könnte. Der dazugehörige Grund und Boden war sehr groß, aber nicht als Baugelände genehmigt. Selbst Papa wusste nicht, ob sich das einmal ändern könnte.

Mein Anwalt bestellte mich zu einer Verkaufsverhandlung in sein Büro. Dort machte er mich mit einer Kaufinteressentin bekannt, die ihr Geld in Stadtgrundstücken anlegen wollte. Sie war eine französische Jüdin, hatte ein deutsches KZ überlebt und wollte jetzt in Deutschland das Geld, das sie als Wiedergutmachung erhalten hatte, in Grundstücke investieren.

Einem Menschen gegenüberzustehen, der solch ein schreckliches Schicksal überstanden hatte, berührte mich zutiefst. Die eingebrannte KZ Nummer auf dem Arm der Dame konnte ich deutlich erkennen.

Im Kino, meistens in Vorfilmen, hatte ich einiges über die Gräueltaten der Nazis gesehen, ich war jedes Mal fassungslos und starr vor Entsetzen. Sich danach entspannt einen fröhlichen Hauptfilm anzusehen war kaum möglich. Und nun stand diese Frau vor mir, die mich mit Blicken durchforschte und jede Faser meines Körpers zu mustern schien.

Ich fühlte mich so schlecht und empfand ein derartig überwältigendes Mitleid, dass ich ihr am liebsten alles geschenkt hätte, was ich besaß. So ein Gefühl hatte ich noch nie gehabt. Doch dann meldete sich eine andere Stimme in mir: ›Zita bleib ruhig! Was hast du mit ihrem Schicksal zu tun, sie will Geschäfte machen.‹ Solche menschenverachtenden Gedankengänge waren noch die eingehämmerten Glaubensmuster, die sich kollektiv erhalten hatten und auch in mir noch festsaßen.

Ich kannte Frankfurt seit meiner Kindheit als anteilig große jüdische Stadt. Die Frankfurter Dialektsprache war stark mit jüdischen Worten verwoben, und Kaufhäuser, Großhandel, Bankwesen, Spielhallen, Rennbahnen etc. waren in jüdischen Händen. Soweit ich mich erinnern kann, habe ich nie gehört, dass die Bevölkerung dagegen opponierte, im Gegenteil. Mein Onkel Karl, Tante Elses Mann, war Jude, er hatte mit Weißwaren gehandelt. Das große in Frankfurt ansässige Gestüt mit Rennbahn »von Weinberg«, in dem mein leiblicher Vater seinen Beruf gelernt hatte, gehörte auch Juden. Diese Familie hatte z.B. eine Kirche bauen lassen, spendete großzügig für Kinder und arme Familien. Und dann, aus meiner Sicht betrachtet, veränderte sich alles, quasi von heute auf morgen.

Ich sehe mich noch mit Mama mitten in Frankfurt auf der Zeil entlanglaufen, wo SA-Leute die Fensterscheiben einschlugen, herausgerissene Waren auf dem Trottoir verbrannten und ihre Hassparolen schrien. Eine jüdische Familie, die in unserem Wohnhaus lebte und dessen Kinder meine Spielkameradinnen waren, hatte auf ihren Kleidern auf einmal gelbe Judensterne genäht. Dann verschwand die Familie, einfach so. Plötzlich waren sie weg.

Dieser Film lief in mir vor meinem inneren Auge ab, während Madame Mandel mir gegenüberstand. Unverhofft ging sie auf mich zu, nahm mich in die Arme und sagte etwas auf Französisch, das ich nicht verstand. Dann aber verfiel sie ins in Jiddisch-Deutsch: »Du gefällst mir, können wir uns wiedersehen?« Ihre ganze Haltung hatte sich verändert. Sie war entspannt, weich, ihre Stimme war wohlklingend und ihre Augen lächelten. Ich war sprachlos.

Mein Anwalt nutzte die Situation. Geschickt schlug er Madame Mandel vor, sich mit mir in meinem Hutsalon zu treffen und dann das eventuell verkäufliche Objekt zu besichtigen. Ein paar Wochen später kam sie dann auch. Doch sie ließ ihr Kaufinteresse fallen, nachdem sie erfahren hatte, dass auf dem Grundstück nicht noch mehr gebaut werden durfte. Aber aus dieser merkwürdigen Begegnung wurde eine langjährige Freundschaft.

Bei den wieder nach Frankfurt zurückkehrenden jüdischen Frauen war mein Hutgeschäft in aller Munde. Nicht alle Damen waren so nett und versöhnend wie Madame Mandel, einige ließen schon mal ihrem Hass und ihrer Wut freien Lauf. Die meisten von ihnen hatten nicht selber das grauenhafte Schicksal meiner Freundin durchlebt, vielmehr wollten sie als Angehörige betroffener Familien ihre Ansprüche geltend machen. Damals war die Anlaufstelle Frankfurt. Da ich mich persönlich davon nicht betroffen fühlte, lernte ich mich in Gelassenheit zu üben und diese Dinge des Lebens als vorübergehend zu betrachten.

In meinem Umkreis wurde viel gestichelt: Ich solle doch wieder den Hafen einer Ehe ansteuern, doch mir war überhaupt nicht danach. Und trotzdem schlich sich so ein winziges Unbehagen, eine seltsame Unzufriedenheit bei mir ein, ich konnte das Gefühl aber nicht klar definieren.

Das Leben nahm seinen Lauf. Und was hatte sich in meinem Umfeld alles getan? Mama machte mir Kummer, sie klagte wieder über Schmerzen in Brust und Bauch. Kam der Krebs zurück?

Papa verbrachte seine Freizeit mehr und mehr in den umliegenden Kneipen. Die liebe Ria, die Freundin aus meiner allerersten

Lehrzeit, war mir geblieben. Sie hatte ein reizendes Töchterchen. Mamas Bruder (mein leiblicher Vater in Köln) hatte mit seiner zweiten Frau innerhalb von sieben Jahren zwei Kinder gezeugt, beides Mädchen. Eines davon ist an Kinderlähmung gestorben. Ich habe keine innere Verbindung zu meinem leiblichen Vater gefunden, niemand in der Familie konnte daran etwas ändern.

Irgendwann ereignete sich eine nette und ziemlich kuriose Geschichte. Als ich meine kleine Weinstube aufgegeben hatte, musste ich meine beiden Köche entlassen. Einer musste zu einem Vorstellungsgespräch beim Auswärtigen Amt nach Bonn, wo für die dortige Küche versierte Köche gesucht wurden. Mama bat ihn bei dieser Gelegenheit, ihrem Bruder (meinem Vater) etwas zu überbringen.

Der Auftrag wurde erfüllt, mit dem Ergebnis, dass der Koch meine Halbschwester kennen lernte und sie später heiratete, ohne über unsere verwickelten Verhältnisse etwas zu wissen. Die Ehe besteht heute noch. Sie haben eine Tochter und zwei wunderschöne Enkeltöchter.

Nun ja, mein Leben gestaltete sich spannend und abwechslungsreich. Wie bereits erwähnt, fragte ich mich nicht, was am morgigen Tag oder in der Zukunft geschehen könnte. Zu Papa kam eines Tages ein Mann, der geradeheraus um meine Hand anhielt. ›Wie im Kino‹, dachte ich. Er war an der Frankfurter Börse als Makler tätig. Ab und zu kam er mit Kollegen zum Essen in die Weinstube. Wir lernten uns flüchtig kennen, jedenfalls hat er sich dort in mich verliebt. Er war Berliner, Witwer und hatte eine acht Jahre alte Tochter. So wusste ich nun auch endlich, wer mir täglich über Boten – ohne Absender – Blumen oder ein kleines

Geschenk in Form von Kosmetikartikeln überbringen ließ. Das Geheimnis war gelüftet. Er sagte zu Papa, ich solle doch zu ihm nach Berlin ziehen, denn als seine Ehefrau müsse ich ja nicht mehr arbeiten. Papa versprach ihm, mit mir darüber zu sprechen. Bei seinem nächsten Besuch erklärte ich dem Mann klipp und klar, dass ich ihn nicht heiraten würde. Mein Nein stand für mich fest.

Ein weiterer, älterer Herr fiel mir auf. Ich fühlte mich von ihm beobachtet. Als er mich an einem Abend einlud, mich an seinen Tisch zu setzen, entpuppte er sich als eine Art Brautwerber für seinen Sohn. Ich kannte seinen Sohn, doch den Herrn kannte ich nicht. Sie hatten in Frankfurt und Umgebung mehrere kleinere Drogeriemärkte. Die Familie war streng katholisch, und er, der Vater, besichtigte die Damen, die seinem Sohnemann bekannt waren. Es interessierten ihn dabei nicht nur die finanziellen Gesichtspunkte, vielmehr wünschte er sich Enkelkinder. Ein Übertritt meinerseits von der evangelischen zur katholischen Kirche war für ihn durchaus akzeptabel, vorausgesetzt ich wäre bereit, »Gebärmutter« zu sein. Ich war mal wieder perplex – unglaublich, was es alles gab. Meine Frage an ihn, ob er überhaupt wüsste, ob sein Sohn zeugungsfähig sei, brachte ihn ziemlich aus dem Konzept. Ich lehnte sein Angebot ab, tröste ihn aber damit, dass sein Sohn schon die richtige Frau finden werde.

Tatsächlich schwängerte sein Sohn nach kurzer Zeit eine seiner Angestellten, die er dann heiratete. Später erfuhr ich, dass sie ihm vier Kinder geboren hatte. Unvorstellbar für mich.

Mama kam gut zurecht mit der Weinstube. Sie war überschaubar, denn es gab nur 32 Sitzplätze. Die Geschäfte in dieser Straße hatten alle ein Zwischengeschoss, das unterschiedlich genutzt werden konnte. Wir selbst besaßen einen Vorratsraum, eine Küche samt Spülküche, einen Geschirrschrank und eine private Toilette. Mithilfe eines kleinen Handseilaufzugs transportierten wir das Geschirr und das Essen von unten nach oben und dann wieder runter. Es gab damals noch keine Kühlschränke wie wir sie heute haben, also mussten wir Stangeneis verwenden, sowohl in der Küche als auch am Buffet. Da kein Weinkeller vorhanden war, mussten wir sehr aufpassen, dass die richtigen Lagertemperaturen eingehalten wurden. Wilhelm hatte eingeführt, dass sehr teure Weine offen in 0,8 l Gläsern ausgeschenkt wurden. Dieses Quantum ließ sich sehr gut verkaufen, vor allem als Vorprobe für die verschiedenen Weinliebhaber – die Damen tranken gerne liebliche, süffige Weine, während die Männer herbere trockene Weine bevorzugten. Ich habe leider einen Kellner entlassen müssen, da er uns richtig beschwindelte. Mama hat es bemerkt. Es gab einen Stammgast, der ein Schnapstrinker war und zwischen seinen Weinen immer einen sehr teuren Schnaps bestellte. Die Bestellung ging über Bons, und der Kellner bongte dazwischen einen um die Hälfte billigeren Schnaps, der bei der Endabrechnung des Gastes aber als der teurere erschien. Der Gast merkte das nicht, dafür aber Mama bei der Abrechnung mit dem Kellner.

Der Gast kam dreimal in der Woche. Ich beschloss zu warten und ließ mir von dem Gast die Abrechnungen geben, was dieser ohne Wenn und Aber einige Male tat. Für mich und Mama lag der Beweis nun vor – der Schwindel aufgedeckt, das Vertrauen dahin. Schade, schade, er war wirklich ein gelernter, hervorragender Kellner. Sein Kollege, der sich mit ihm den Dienst teilte, brachte zum Glück sehr schnell professionellen Ersatz.

Um Mama zu entlasten, hatte ich eine junge Dame eingestellt, die zuvor als Bardame gearbeitet hatte. Sie war froh über ihre Veränderung, denn sie wollte nicht mehr nächtelang in der Bar animieren und mittrinken, um Umsatz zu machen. Wir kamen alle gut mit ihr zurecht.

Papa musste sich damit abfinden, dass zu Hause nicht mehr gekocht wurde. Er vermisste Mamas Kochkunst sehr, den regelmäßigen Tagesablauf aus meiner Kindheit gab es nicht mehr. Der Krieg und die Zeit danach, haben viele Veränderungen gebracht.

So oft wie möglich, besuchte ich den Jäger, denn die Weinstube brauchte Wild, Wildtauben, Wildschweine und Stücke von allem, was geschossen werden durfte. Entzückt war ich, wenn Emil für mich Walderdbeeren, Brombeeren und Himbeeren mitbrachte, oder eine Schüssel voll verschiedener Pilze, die er gesammelt hatte und mir erklärte, wie man diese zubereitet. Ich wusste das nicht, auch der Koch kannte nur Champignons und Pfifferlinge.

Emil wurde für mich immer interessanter, und endlich kam der Tag, da er mich abholte, um mir seinen Wald zu zeigen. Aber jetzt Achtung: Der Wagen mit dem er kam, war ein großes amerikanisches Cadillac-Cabriolet, giftgrün, also sehr auffallend. Für mich war es ein »hoppla hier bin ich« Auto. Es bestätigte meinen allerersten Eindruck von Emil – alles was mit ihm zu tun hatte, sollte oder musste seine eigene Persönlichkeit hervorheben und umrahmen. Mir konnte es egal sein. Ich setzte mich mit Vergnügen in die große »Kiste« und freute mich, sein Jagdrevier zu besichtigen. Ich genoss diese Fahrt, viele verblüffte Augen folgten uns. In der Frankfurter Innenstadt fuhren nur die Amis mit ihren großen Schlitten. Die amerikanischen Wohnkasernen waren außerhalb von Frankfurt, aber Wiesbaden war eine Hochburg der Amerikaner mit ihren tollen Autos, und Emil kaufte dort für seinen Autohandel gerne ein.

Diese Autotour war für mich eine besondere Überraschung, denn wir fuhren nicht zu den Jagdhäusern, sondern in seinen Heimatort Kelkheim im Taunus. Dort zeigte er mir sein Elternhaus, wo er zeitweise wohnte. Ihm selbst gehörte eine wunderschöne Villa am Waldrand, die er vermietet hatte. Wir fuhren zu einer seiner zwei Schwestern, die uns schon zum Kaffeetrinken erwartete. Die andere Schwester und ein Bruder waren auch bei ihr zu Gast. Ich fühlte mich so richtig vorgeführt, doch alle waren nett.

Schwester Friedas Mann hatte eine Möbelschnitzerei-Werkstatt und Schwester Lieschens Mann eine Möbelfabrik speziell für Chippendale Möbel, die auch ins Ausland geliefert wurden. Lieschen hatte zwei Töchter. Beide Töchter haben deutsche Kriegsgefangene aus Russland, die im väterlichen Betrieb während des Krieges beschäftigt waren, geheiratet und sind zusammen nach Amerika ausgewandert. Ich fand das hoch interessant. Emils Bruder Otto hatte dort vor Ort ein Friseurgeschäft, damals das einzige im weiten Umkreis. Es gab noch einen älteren Bruder namens Karl, der als Zahnarzt in Friedberg ein eigenes Haus mit Praxis und prominenter Kundschaft hatte.

Während dieses gründlichen Kennenlernens hatte ich ganz plötzlich Emils Spiel und Taktik vor Augen: Er wollte mich erobern. Heute noch frage ich mich, warum ich damals nicht anders handelte. Wie hypnotisiert folgte ich ihm in seine Wohnung, wissend, was passieren würde. Er selbst erklärte mir, dass ein

Besuch seines Reviers am Tage, uns sowohl Zeit als auch den Umweg zurück nach Frankfurt ersparen würde.

Als wir am Haus ankamen, waren Handwerker dabei, das Kellergeschoss trocken zu legen. Ein ausgehobener Graben umrundete das ganze Haus, so dass man über Holzdielen balancieren musste, um ins Haus zu kommen. Nachdem ich das geschafft hatte, erstaunte mich die damals hochmoderne Inneneinrichtung einer Wohnung der 50er Jahre. Es gab natürlich auch ein spezielles Jagdzimmer mit ausgestopften Tieren und Trophäen an der Wand. Zu meiner Überraschung besaß Emil einen Konzertflügel, an dem er mir sein musikalisches Können präsentierte. Eine von Tante Frieda selbst eingekochte Wildgulaschsuppe und dazu ein guter Rotwein, sollten den Abend bereichern, doch es kam anders. Ganz in der Nähe fiel ein Schuss. Emil konnte genau sagen, was das für ein Kaliber war – scharfe Munition!

»Ich muss raus und nachsehen, verhalte dich ruhig, mach das Licht aus«. Jacke an, weg war er. Kaum hatte er die Haustür geöffnet, hörte ich Krach, lautes Schreien, Hilferufe. Mein erster Gedanke war: ›jetzt ist er in den Graben am Haus gefallen. Was kann ich bloß tun? Ich soll doch kein Licht anmachen, außerdem ist mir jeder Meter hier im Haus fremd!‹

Ich schaute durch ein Fenster und sah Emil, aber nicht im Graben, sondern davor. Wild diskutierend half er einem anderen Menschen aus dem Graben heraus. Einige Nachbarn hatten sich eingefunden, redeten laut durcheinander, da kam ein Polizeiauto. Emil und der Mann aus dem Graben wurden mitgenommen. Die Leute diskutierten noch eine Weile laut schimpfend, dann war wieder alles ruhig. Und ich? Mit zitternden Knien saß ich am Esstisch bei einem Glas Rotwein und versuchte, den ganzen

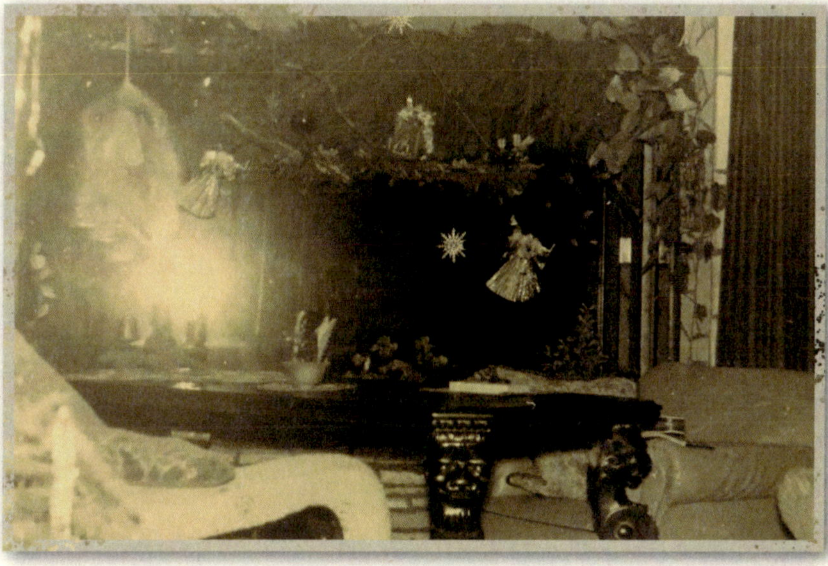

| Dieser Tisch wurde von Emil s Schwager für ihn geschnitzt. Dieser Tisch ist noch heute im Familienbesitz und an ihm fanden die ersten Ausbildungen statt

Film, der an diesem Tag abgelaufen war, zu verstehen und zu verkraften. Wieder einmal wurde ich in eine vollkommen unvorhersehbare Situation hineingezogen, ich war wie hypnotisiert.

Ich inspizierte Emils Wohnung im Dunklen, so gut ich konnte, dann zog ich mich aus und legte mich in sein Bett. Irgendwann, ich hatte keine Ahnung, wie spät es war, hörte ich Emil zurückkommen. Lachend stand er vor seinem Bett und sagte»Ich komme gleich zu dir, erst muss ich aber noch ins Bad.«

Ich wartete geduldig und fragte mich: »Was ist nur mit mir los? In welchem Film bin ich? Wieso bin ich auf einmal bereit bei ihm zu allem Ja zu sagen?«

Auf keinen Fall war ich in Emil verliebt, hatte keinerlei Vorstellung von einem eventuellen Zusammenleben, sein Wohnsitz lag ja in Aschaffenburg, wo er auch seine Geschäfte hatte. Mit Sicherheit, vermutete ich, hat er dort auch Beziehungen zu Frauen. Das alles schob ich von mir, denn er übte auf mich eine unverständliche Faszination aus. Wieso nur?

Als Emil dann bei mir im Bett lag, ging es sofort zur Sache. Es überraschte mich nicht, so ähnlich hatte ich ihn eingeschätzt – die eigene Potenz musste weltrekordreif sein, das passte zu seinem gesamten Auftreten. Sein strahlender, triumphierender Gesichtsausdruck nach unserem Liebesakt ließ mich tatsächlich die Worte sagen, »du bist ja wirklich toll im Bett!« Lachend drehte er sich um und schlief ein. Es war aber etwas in mir passiert, in meinem Körper. Ein Schwindelgefühl erfasste mich nur ganz kurz, dann auf einmal überwältigte mich ein Gefühl der Liebe und Dankbarkeit. Wie ein Baby nahm ich den schlafenden Mann in den Arm und liebkoste ihn. Ich wusste, er hat mich soeben geschwängert! Ich sagte ihm kein Wort, dies sollte, so lange es ging, mein Geheimnis bleiben.

Später beim gemeinsamen Frühstück erzählte Emil, was am Abend zuvor passiert war. Ein Schulkamerad, der nur drei Häuser weiter wohnte, hatte seiner von einem Liebesabenteuer heimkommenden Frau aufgelauert und sie erschossen. Als er dann zu Emil rannte, fiel er dabei in den Graben. Emil erzählte das halb ernst, halb lachend, doch plötzlich betonte er, so eine Tat – die könnte auch er begehen! Ich spürte eine unbestimmte Angst, unwillkürlich hielt ich meinen Bauch, als wenn ich etwas beschützen müsse.

Meine totale Ergebenheit Emil gegenüber, beschäftigte mich unentwegt. Ich erkannte zwar seine extreme Ich-Bezogenheit, war aber ungeschult bezüglich der heutigen Erkenntnisse über Narzissmus und Persönlichkeitsstörungen. Ich nahm sein Verhalten einfach hin, denn in dieser verrückten Nachkriegszeit orientierte sich sowieso fast jeder neu und zwar mit egoistischem, eigennützigem Verhalten.

Erst viele, viele Jahre später, als ich in Indien im klassischen YOGA geschult wurde, hatte ich die Gelegenheit, einen Wandermönch zu treffen, der bereit war, westlichen Schülern Fragen zu beantworten. Sein ganzes Leben war dem spirituellen Weg gewidmet, der ihn von klein an in unterschiedlichen Schulen mit sehr strenger Disziplin zu der Fähigkeit verhalf, tatsächlich hellsichtig zu werden. Er konnte die zurückliegenden Inkarnationen der fragenden Schüler sehen und dadurch viel Klarheit und Verständnis in deren gegenwärtiges »Hier-sein« bringen. Er zeigte mir etliche meiner vorinkarnierten Leben, mal als Mann, mal als Frau, in verschiedenen Zeitepochen. Ich konnte sie alle bestätigen durch das Wiedererkennen unterschiedlicher Eigenschaften und auch Fähigkeiten, die ich in meinem jetzigen Leben besaß. Sie gehörten zu mir, ohne dass ich sie erlernt hatte.

Alle Leben die wir je gelebt und erlebt haben, sind in unserem Unter- oder Überbewusstsein registriert und gespeichert, nichts, aber auch gar nichts, geht dieser Registrierung verloren. Wie ein Computerchip Abertausende von Informationen aufnimmt und speichert, so geschieht das auch in unserem spirituellen Körper – ohne Bewertung, fern jeder Beurteilung. Der spirituelle Körper wird in der heutigen Zeit auch der Quantenkörper genannt, denn er ist es, der inkarniert und der sich dabei einen menschlichen

Fleischkörper über seine dazugehörigen Elternteile sucht und bildet, nach durchaus freier Wahl.

Während ich an diesem Buch schreibe, entsteht noch ein weiteres Buch über eine der Heilmethoden, die meine Tochter entwickelt hat. Das ist die Morphic Renaissance, die verwandelnde Neugeburt. Hierbei geht es nicht nur darum, Traumata die während der neun Monate im Mutterleib entstehen, aufzulösen und zu heilen, sondern es geht auch darum, sich in das verwandeln zu können, was uns Menschen in die Wiege gelegt wurde. Die Vollkommenheit, aus der wir geschaffen sind, zu verwirklichen.

Wir sind göttliche, spirituelle Wesen, und wenn wir einmal beschlossen haben auf der Erde zu inkarnieren, brauchen wir dazu einen Vater und eine Mutter, um uns einen Körper zu erschaffen, der uns das Leben auf dieser Ebene der Erde ermöglicht. Unsere Vollkommenheit begrenzt sich selbst durch ein körperliches Leben auf dieser Erde und beschränkt sich auf ein fleischliches, menschliches Dasein. Am Wichtigsten ist die Mutter, denn sie gibt uns alles – nicht nur Mütterlichkeit, sondern auch das Nest und die Nahrung, als Voraussetzung um überhaupt auf diese Welt zu kommen. Der Vater spielt eine Nebenrolle.

Durch die verwandelnde Neugeburt können sich Traumata lösen, zum Beispiel bei Menschen, die entweder ihre Eltern gar nicht kennen und die in Heimen oder bei Adoptiveltern aufgewachsen sind. Diese Menschen wissen oft nicht, warum sie einen tiefen Schmerz in sich tragen. Mit dieser Methode erfahren sie oft eine Bewusstseinserweiterung in der sie erleben, wie sie sich aus eigener Verantwortung heraus, genau diese beiden Personen als Eltern bzw. Erzeuger ausgesucht haben.

Ganz egal auf welche Weise die Zeugung stattfand, wo und wie und wann – jede Zeugung ist ein Akt der Liebe und des Lebens. Das Leben will sich vermehren und verschenken. Das Leben will sich selbst weitergeben. Bevor wir inkarnieren leben wir irgendwo auf einer anderen, geistigen Ebene in Vollkommenheit. Eines Tages werden wir inkarnieren. Wir müssen das nicht, wir sind nicht dazu gezwungen, sondern wir entschließen uns dazu. Wir wollen also inkarnieren und hierfür suchen wir Vater und Mutter. Wir müssen diese nicht suchen, sondern wir wollen das.

Es kommt der Moment an dem wir beschließen, unsere Eltern zu suchen und wir wählen diese ohne irgendeine Bewertung. Jede Zeugung, jede Empfängnis, jede Geburt ist ein Geschenk des Lebens.

Wer diesen Prozess der Morphic Renaissance erlebt bzw. durchgeführt hat, der hat erfahren, dass er seine Eltern eigenverantwortlich selbst ausgesucht hat, und da er das erlebt hat, und das nun weiß, verwandelt sich das Gefühl ein willkürliches Opfer des Schicksals oder Zufalls zu sein, in ein Gefühl der Sinnhaftigkeit und Stimmigkeit. Denn die Seele macht bei dieser Wahl keine Fehler.

Viele erleben sich selbst in dieser fleischlosen, schwerelosen spirituellen Substanz, als außerirdische Wesenheit, die schon einen spirituellen Körper geformt hat. Dieser spirituelle Körper enthält nicht nur alle Informationen aller vergangen Leben, sondern auch, ähnlich wie ein Computer Chip, sämtliche Leben jeglicher Vorfahren. Alles ist enthalten – alle Veranlagungen und auch die Schwächen werden über die Information in den subtilen Genen gespeichert. Mit dieser Heilarbeit können wir positiv auf die hinderlichen und negativen Anlagen einwirken und vor den

Zeitpunkt der Empfängnis zurückgehen, um das sogenannte Programm abzuändern. Als sehr heilend und auch erleuchtend oder erhellend, erleben viele diese Methode als Aussöhnung mit ihren Eltern und mit ihrem eigenen Schicksal. Oft spüren sie diese Liebe und die Schöpfungskraft Gottes, und erleben sich somit als Kind der Liebe, als göttliches Wesen und damit als Kind Gottes.

Auch für mich war es bereits damals wohltuend zu hören, dass es kein Fehler war, dass ausgerechnet Emil der Vater meiner Tochter wurde. Denn zu meinem Fall sagte mir der Mönch: »Es war das Kind, das diesen Vater gebraucht hat, damit wollte es einen karmischen Auftrag abtragen und eine ganz bestimmte Aufgabe erfüllen. Du hättest ihn nicht heiraten müssen. Du hast auch in der karmischen Abfolge gar nichts mit ihm zu tun, aber mit deiner Tochter bist du über viele Leben in großer Liebe magnetisch verbunden.«

Er hat mir dann einige Situationen unseres gemeinsamen irdischen Lebens gezeigt, welche aus heutiger Sicht aber für mich nicht wirklich erkenntlich und nachvollziehbar sind. Dieser Mönch hat keine Vorhersagen für die Zukunft gemacht und auch keine Ratschläge gegeben. Ich habe ihn auch nie wieder bei späteren Besuchen in Indien gesehen.

Nun zu Emils Wohnung: Ich wollte sie aufräumen, doch es gab im Haus eine Frau, die alleinstehend als Kriegerwitwe mit ihrem Sohn hier wohnte und ohne Mietzahlung Emils Wohnung in Ordnung hielt. Wir machten uns auf den Weg, um Emils Jagdrevier zu besichtigen. Es war eine wunderschöne Fahrt in dem tollen Auto. Wir fuhren durch den Taunus, den ich jetzt gezeigt bekam, und zwar über Wege die normalerweise nicht befahren wurden.

Wir erreichten eine Toreinfahrt und befanden uns nun auf dem Gelände, das nur privat den jeweiligen Pächtern dieses großen Jagdreviers zugänglich war. Es gab zwei Häuser mit wundervollem Holzfachwerk, dann noch ein sehr großes Haus und ein kleineres, mit ausgebautem Keller und Dachgeschoss, eine Garage und verschiedenen kleineren Anbauten. Das Tolle daran war, auch für mich: Die Häuser waren nicht im Geringsten beschädigt, obwohl im Krieg der gesamte Wald von Soldaten besetzt war, erst von Deutschen, dann von den Amerikanern. Emil erzählte, es gäbe im ganzen Taunus kein Wild mehr, da es planlos als Freiwild abgeschossen wurde. Die ersten Nachkriegspächter bekamen eine relativ preisgünstige Jagdrevierpacht, sie mussten sich nur zur Wiederherstellung der alten Bedingungen verpflichten.

Im kleineren Haus wohnte der Jagdaufseher mit seiner Frau und seinem Kind. Emil hatte im dortigen Obergeschoss zwei Räume, Toilette und Küchenzeile. Propangas versorgte die Häuser mit Licht, so konnte auch gekocht und geheizt werden. In meiner Kindheit funktionierten damit noch die Straßenlaternen, und während der HJ-Zeit waren die Jugendherbergen damit ausgestattet.

Um das kleinere Haus herum lief ein sehr böser, bellender und angriffsfreudiger Schäferhund, der sich bestimmt auf jeden Fremdling gestürzt hätte, wenn er nicht an einer langen Kette angebunden gewesen wäre, die rundherum um das Haus reichte. Nur wer den Hund kannte, konnte ihn kurzbinden und ruhigstellen. Das große Haus wurde von den Mitpächtern genutzt, auch durften dort Einladungen mit Jagdessen veranstaltet werden.

Diesmal zeigte Emil mir das Innenleben der Häuser noch nicht. Wir stiegen um in ein anderes Auto, das Emil aus einer Garage holte. Es war ein amerikanischer Jeep, der über Stock und Stein problemlos das Taunusgelände bewältigte. Am äußeren Ende des Reviers landeten wir in einer wunderschönen Waldgaststätte mit einer Forellenzucht. Hier ließen wir es uns sehr gut schmecken. Emil war natürlich dort bekannt, ich selbst wurde nur so nebenbei wahrgenommen. Auch hier setzte Emil sich an ein altes Klavier, spielte und sang Lieder, die nur Jäger singen. Ganz schnell waren ein paar Männer an seiner Seite, die mit ihm im Chor Stimmung machten.

Wir mussten zurück. Im kleineren Haus angekommen, wechselten wir das Auto unter dem schrecklichen Gebell des Hundes. Die Frau des Jagdaufsehers schaffte es, ihn zu beruhigen. Emil stellte sie mir vor und kündigte an, dass sie mich jetzt öfter sehen würde.

Ich bemühe mich sehr, mich an die Abläufe dieser damaligen Tage zu erinnern. Sie sind der Auftakt zur Premiere auf der Bühne meines neuen Lebens. Ich fragte mich, welcher Künstler denn das Muster des Teppichs entworfen hatte, auf dem die Aufführung stattfand – habe ich doch im Laufe meines Daseins die Schwingen des Todesengels von Geburt an sehen und erfühlen können. Als Kriegskind, das gelernt hatte alle negativen Erfahrungen wegzustecken, stand ich nun einem Menschen gegenüber, dessen Hobby es war, mit einem Gewehr durch den Wald zu spazieren und Tiere abzuschießen, – so etwas überhaupt zu können, machte mir schon Angst!

Viel später sollte er mir dann eine Schussverletzung an seinem Bein zeigen. Dort wo die Kugel eintrat war eine kaum sichtbare

Narbe zu sehen. Wo die Kugel austrat allerdings war eine große, sternenförmige Markierung zu sehen weil die Kugel die Haut aufgerissen hatte. Ich war erschüttert, doch er lachte. Es sei ein glatter Durchschuss, nicht weiter bedrohlich – im Gegenteil. Dieser hatte verhindert, dass er zur Front eingezogen wurde. Wie das denn passiert sei, wollte ich wissen. Emil lachte stolz. Er hatte sich selbst ins Bein geschossen.

Wir fuhren wieder nach Frankfurt, anschließend kehrte Emil zurück nach Aschaffenburg. Es gab Telefongespräche mit ihm in meinem Hutsalon oder in der Weinstube, in der ich allerdings nicht immer erreichbar war. Die Anrufe erfüllten Mama mit Neugier: »Was läuft denn da zwischen euch?«

Es kam der Tag an dem ich ihr mitteilte, dass ich vermutlich schwanger sei. Sie reagierte entsetzt: »Um Gottes Willen, Kind, was machst du denn für Sachen, wo bleibt denn dein Verstand? Warum hast du nicht verhütet? Was sagen jetzt bloß die Leute! Und wie geht es weiter mit den Betrieben, wenn er dich heiraten will? Du glaubst doch nicht im Ernst, dass der in Aschaffenburg keine Frau hat. Kind, Kind, wie kann man nur ...!«

Dann beruhigte sie sich ein wenig: »Na, warte mal deine nächste Periode ab, vielleicht hast du ja Glück gehabt, sag mal Emil noch nichts und Papa auch nicht«.

Meine Periode kam natürlich nicht. Mama musste mir versprechen, niemandem etwas davon zu sagen, auch nicht Tante Else.

Geschäftlich lief alles gut, ich wartete noch auf Ergebnisse meines Anwalts, was den Verkauf des Hotels betraf. Da sich ja mein Hutsalon im gleichen Gebäude befand, war ich schon sehr nervös.

In der damaligen Zeit bekam man für ein solches Anwesen mitten in der Frankfurter Innenstadt viel, viel Geld. Bekäme ich tatsächlich eine stattliche Summe, könnte ich ohne Sorgen nicht nur gut leben, sondern auch noch jederzeit ein neues Geschäft eröffnen. Und nun kam mir die Partnerschaft mit Emil dazwischen. Meine Gedanken kreisten immer öfter um ihn: ›Wie wird er seine Vaterschaft annehmen? Ist er fähig, ein guter Vater zu sein? Wird er mich zur Abtreibung auffordern?‹ Irgendwie wurde ich immer wieder von unterschwelligen Angstgefühlen ergriffen, ich kann nicht erklären, warum. Ich spürte ein klares Gefühl der Liebe für ihn und liebte den Vater meines Kindes. Doch wie würde er sich verhalten?

Es kam ein Anruf von Emil, bei dem er mich bat, mir einige Tage frei zu nehmen, er habe die Absicht, mit mir Zeit im Wald zu verbringen, denn er wolle ein Wildschwein erlegen, das er bereits verkauft habe. Es kämen noch zwei Jagdfreunde mit, ich solle mir feste Schuhe anziehen usw. Das war wichtig, denn mit meinen hohen Absätzen durch den Wald zu stöckeln – unmöglich. Also gut, ich kaufte mir Wanderstiefel, ein Sportkostüm mit Hosenrock, sehr ungewohnt für mich.

Diesmal fuhren wir nicht im amerikanischen Chevrolet, sondern in einem alten BMW, der mit Verpflegung und Getränken vollgeladen war. Jetzt bekam ich das schöne kleine Jagdhaus von innen zu sehen. Es gefiel mir sehr gut. Aus dem Untergeschoss hörte ich Kindergeschrei, das mich sofort an meinen Zustand erinnerte: ‹Sag ich es ihm oder sag ich es noch nicht?‹ Die Jägerfreunde kamen, und es wurde ein lustiger Abend mit Wein und Jägermeister, einem Kräuterschnaps. Wir verabredeten uns mit

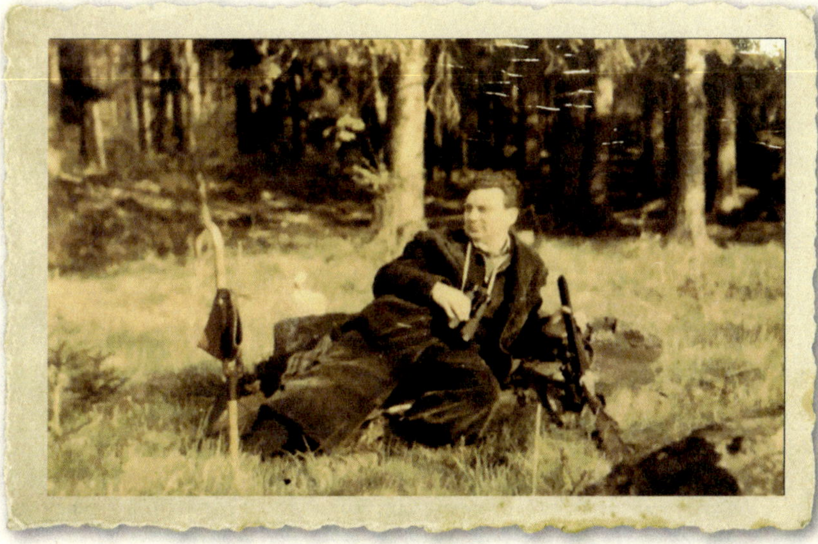

| Emil, der glamouröse Naturbursche

den Freunden für den nächsten Morgen. Sie schliefen in einem nicht weit entfernten Gästehaus.

Bereits in der Dämmerung verließen wir das Haus, beruhigten den Hund und trafen uns mit den Freunden. So lautlos wie möglich marschierten wir in den Wald, wo mich Emil nach einer Weile hinter ein Gebüsch führte. Oh mein Gott, was würde jetzt passieren? Da lag ein abgeholzter Baumstamm, auf den ich mich setzen sollte. Dann sagte Emil: »Schau in diese Richtung, dort ist ein Wildwechsel, von hier aus kannst du die Tiere von ganz nah beobachten. Aber verhalte dich ruhig, beweg dich so wenig wie möglich, ich hole dich hier wieder ab«.

Nachdem er rund um den Baumstamm das Laub weggescharrt hatte, ging er weg. Ich brauchte etwas Zeit, um mich zu orientieren. Gespannt beobachtete ich mein Umfeld, veränderte vorsichtig die Position meines inzwischen schmerzenden Hinterns. Ich traute mich nicht aufzustehen, nur keine Geräusche machen, lautete die Devise. Ich hatte das Gefühl, eine Ewigkeit da zu sitzen. Irgendwann fingen meine Beine an, fürchterlich zu schmerzen und zu brennen, es fühlte sich an, als säße ich mitten in Brennnesseln. Dann sah ich, dass meine Fußfesseln und Waden bedeckt waren von roten Waldameisen, denen mein Blut sehr gut zu schmecken schien. Die Beine waren angeschwollen, mir liefen die Tränen aus den Augen. Ich blieb sitzen in der Hoffnung, vielleicht doch noch etwas Interessantes zu sehen.

Endlich erschien Emil und rief: »Komm, wir gehen, heute wird das nichts mehr«. Als ich nicht reagierte und er mein verheultes Gesicht sah, war er doch etwas erschrocken. Ich zeigte auf meine Beine und er schimpfte fürchterlich über meine Dummheit – ich hätte doch aufstehen sollen, anstatt da einfach sitzen zu bleiben. Unter lautem »Au! Au!« humpelte ich mit ihm zu den Freunden, die wiederum mit Emil schimpften, dass er mir das antun konnte.

Nicht weit von meinem tollen Sitzplatz entfernt, schlängelte sich ein kleiner Bach durch den Wald. Normalerweise wurde er von dem dortigen Rotwild als Tränke aufgesucht, nur nicht heute. Ich badete meine Beine darin und musste lachen. Alles war wieder gut. Rechts und links eingehängt in den Armen von Emils Freunden, ging ich mit ihnen zurück ins Haus. Ich bekam Essigwasserumschläge. Emil hat für jeden von uns ein dickes Rumpsteak gebraten und es mit kleingehacktem Knoblauch belegt. Dazu gab es frisches Brot, Wein und Schnaps. Es schmeckte köstlich. Der Geruch von Knoblauch sollte meinen Alltag noch lange begleiten. Emil liebte Knoblauch, hauptsächlich wegen seiner angeblichen Potenz fördernden Eigenschaften. Na danke! Nun ja, wenn man den Knoblauch selber zu sich nimmt, empfindet man den Geruch bei sich eigentlich gar nicht als unangenehm.

Die Männer spielten Skat um Geldeinsatz, diskutierten viel zwischendurch, erzählten Witze, sangen Jagdlieder, lachten und fluchten. Am nächsten Tag, als die Freunde uns abholten, blies einer der beiden in sein Jagdhorn – aus Spaß und extra für mich, es war eine bestimmte Tonfolge, die ich damals noch nicht erkannte. Dass die beiden so lustig waren gefiel mir. Freudig setzten wir uns in Emils Jeep – und ab in den Teil des Waldes, der steil bergauf in einen dichten, von Tannen bewachsenen Hochwald führte. An einem gut getarnten Hochsitz machten wir Halt. Emil dirigierte den einen Freund und mich auf den Hochsitz hinauf, er selbst und der andere wollten den Wald zu Fuß durchstreifen. Emil hängte mir noch ein großes schweres Fernrohr um, dann verschwanden beide Männer, es war als hätte sie der Erdboden verschluckt.

Der Hochsitz war wirklich sehr hoch, die schmale Sprossenleiter ohne Geländer machte mir Angst. Der Freund ging voraus, um die Eingangstür zu öffnen, denn dieser Hochsitz war gebaut wie ein Vogelhaus mit vier Fenstern. Der Innenraum war etwa vier mal vier Meter, darin vier Hockerstühle, große Kleiderhaken an der Wand, die Aussicht aus den Fenstern ringsherum grandios. Der Freund zeigte mir, wie man das Fernglas benutzt, es war auch für die Nachtsicht geeignet. Tatsächlich entdeckte ich eine Füchsin, die mit ihren Jungen spielte. Und dann zeigte sich plötzlich ein großes Hirschgeweih zwischen den Tannen, ich sah auch den dazu gehörigen Kopf, aber nicht das ganze Tier.

Ich lernte, dass es ein Zwölfender war, der so hieß, weil er zwölf Geweihspitzen hatte. Solche Geweihe hingen im großen Jagdhaus an der Wand. Ein lebendiges Tier mit seinem riesigen Geweih zu sehen, hier mitten im Wald, erzeugte bei mir Freude und auch Herzklopfen. Ich hatte überhaupt kein Verständnis dafür, dass man so ein Tier abschießt. Die Erklärung des Freundes, zurzeit wäre keine Jagd auf Rotwild frei, das sei kalendermäßig geregelt, konnte meine Empörung kaum dämpfen.

Da hörten wir zwei oder drei Schüsse: »Die haben die Sau!« Ganz aufgeregt rannte der Freund von Fenster zu Fenster, aber es war nichts zu entdecken.

Nun ertönte ein Hupkonzert. Emil saß hupend in seinem Auto und forderte seinen Jagdfreund auf, mit ihm zu kommen. Ich sollte noch auf dem Hochsitz bleiben. Ich sah durch das Fenster, dass Emil ein dickes Seil und ein paar Säcke aus dem Auto holte, dann verschwanden die Männer, um nach geraumer Zeit lachend, fluchend und stöhnend aufzutauchen. Sie zogen ein schwergewichtiges, am Seil hängendes Wildschwein über den verwurzelten, holperigen Waldboden hinter sich her. Tatsächlich mussten alle drei Männer fest zupacken, um das zu bewältigen. Emil hatte noch einen weiteren Sack zu tragen, in dem die Innereien des Tieres waren. Dieses Tier in den Jeep zu bekommen, war eine filmreife Leistung.

Nachdem Emil mir behutsam von diesem Hochsitz heruntergeholfen hatte – die Sprossenleiter war ja nicht abgesichert, – wurde noch einmal ins Horn geblasen und wir machten uns auf den Weg, unsere Beute an den Mann zu bringen. Wieder fuhren wir mit dem amerikanischen Jeep über wunderbare, holperige Waldwege. Emil fuhr Aussichtspunkte an, die als Privatwege gekennzeichnet und für Wanderer gesperrt waren. Ich fand den Taunus herrlich, auch die Freunde waren begeistert. Ein Niederwildjagdrevier ist vollkommen anders als ein Waldrevier.

Wir fuhren wieder in den Waldgasthof mit der Forellenzucht, wo ich mit Emil das erste Mal war. Der Wirt hatte das Wildschwein bei ihm bestellt. Die Freude war groß, wieder wurde in das Horn geblasen. Die Männer steckten kleine Tannenzweige an ihre Hüte, die sie vorher mit dem Blut des Wildschweins bestrichen hatten. Verwundert und belustigt sah ich diesem Treiben zu. Der Wirt war auch Metzger und hatte irgendwelche Papiere ausfüllen müssen, die belegten, dass das Tier überprüft und gesund ist, dann erst durfte es zerlegt und verkauft werden. Emil konnte für sich ein Stück vom Wildschwein nach Aschaffenburg mitnehmen, ich ein Stück für die Weinstube, die zwei Jagdfreunde suchten sich aus, was sie wollten. Den größten Anteil bekam natürlich der Gastwirt.

Wieder einmal ein schöner Abend, witzig und fröhlich. Der Gastwirt holte sein Schifferklavier, imitierte Hans Albers mit seinen Seemannsliedern – schön war es! Danach brachten wir beide Freunde in ihr Quartier, sie mussten am nächsten Tag schon früh zurückfahren. Sie luden Emil und mich zur nächsten Treibjagd ein. Ihr Revier war eine Niederwildjagd bei Alzey.

Wir blieben zwei volle Tage oben im Wald. Emil zeigte mir das ganze Revier mit den schönen Fütterungsanlagen für die Winterzeit, die wunderbaren, zum Teil sehr komfortabel ausgestatteten Hochsitze. Er zeigte mir auch die Pflanzen im Revier, konnte sie benennen, kannte die Pilze und Beerenfrüchte, wusste ob es sich um essbare oder giftige handelte. An verschiedenen Fußabdrücken im Waldboden erkannte er, welches Tier dort gelaufen war – ich war begeistert. Mit einem bestimmten Ruf lockte er ein paar Wildtauben an, die er aber nicht abschoss. Er zeigte sich mir als ein anderer Emil, als ein jugendlicher, sportlicher und naturverbundener Typ. Ich dachte an mein Kind, das so einen interessanten Papa haben würde, doch er wusste ja noch von nichts.

Der Wunsch nach einer Familiengründung kam in mir trotzdem nicht auf, hatte ich doch mein eigenes selbständiges Leben zu meistern. Ich war gerade dabei, das von meinem verstorbenen Mann ererbte Grundstück mit dem darauf befindlichen Hotelneubau zu verkaufen. Dazu gehörten ja auch die Räume meines Hutgeschäftes. Das bedeutete, dass ich dann nur noch die Weinstube als Geschäft und Einkommen hatte. Diese Branche war mir fremd – nicht mein Fachgebiet –, aber ich hatte genügend Geld, um in Frankfurt an anderer Stelle einen neuen Salon und eine eigene Wohnung einzurichten. Ich besaß genug, um gut leben zu können.

Es war die Nachkriegszeit, die Menschen waren verrückt danach, zu verreisen. Bella Italia, Viva España war angesagt. Kriegsheimkehrer zeigten ihren Familien und Freunden, wo sie mal an der Front gekämpft hatten. Aufbruchsstimmung und die Neugier auf Neues lag in der Luft. Ich selber musste damit zurechtkommen, dass die Zeit für jeden einen eigenen Rhythmus hat, jedenfalls waren bei mir Geduld und Abwarten angesagt.

Ich fühlte mich immer mehr und mehr zu Emil hingezogen. An sein schillerndes Auftreten, was ich früher als großkotzig empfand, hatte ich mich gewöhnt. Es tat mir inzwischen gut, wenn er sich mit mir an seiner Seite noch mehr beachtet fühlte. Mama beobachtete unsere Beziehung mit Argusaugen!

Dann ereignete sich wieder einmal etwa komplett Unerwartetes in meinem Leben: Ein amtliches Schreiben der Stadt Frankfurt stellte alles auf den Kopf. In die Sanierungspläne für die Frankfurter Innenstadt – jetzt in der Nachkriegszeit – war auch das nun mir gehörende Grundstück mit eingeplant. Die Stadt machte von ihrem Vorkaufsrecht Gebrauch, ich sollte mich auf die zu erwartenden Verhandlungen vorbereiten und erhielt den Hinweis auf das Recht zur Enteignung.

Ich weiß nicht, ob irgendjemand auch nur ansatzweise den Schock nachfühlen kann, den ich erlitt. Da war ich zum ersten Mal in meinem Leben mit einer Welt konfrontiert, wo es nur ums harte Geschäft Geld ging. Ich hatte mir eingebildet, mein Anwalt würde genauso agieren, wie ich es mir wünschte, aber es lief natürlich anders. So nahm das Schicksal seinen Lauf, wie der Volksmund sagt. Für ein Viertel der Summe, die ich bei einem privaten Verkauf bekommen hätte, war ich alles los. Die Stadt Frankfurt meinte, sie sei sehr kulant gewesen, sie hätte ja enteignen können. Als ich mich mit einem Hilferuf an Emil wandte und ihm voller Schrecken meine Situation schilderte, war seine sofortige Reaktion: »Ich bin für dich da, du kommst zu mir nach Kelkheim, für deine Sachen ist dort Platz genug.« Diese Worte waren für mich wie für einen Ertrinkenden der Rettungsring. Mit neuer Zuversicht schloss ich die Verträge ab. Papa übernahm mit meiner Vollmacht alle geschäftlichen Abschlüsse. Ich hatte jetzt ein Geschäftskonto und ein Privatkonto. Meine Angestellten teilten das Material aus der Werkstatt unter sich auf, das Hotel wurde geschlossen und nun von mir, von Freunden und Emil bewohnt

Ich hatte einen Frauenarzt, bei dem ich mich sehr gut betreut wusste. Er war ein ehemaliger Kriegskamerad meines verstorbenen Mannes. Jetzt, im vierten Monat meiner Schwangerschaft, fing mein Umstand langsam an, nach außen sichtbar zu werden. Alles verlief bestens, ich musste mich nur hin und wieder übergeben. Ich wunderte mich, dass Emil diesbezüglich keine Fragen stellte. Auch Mama war darüber ziemlich verwundert und bekniete mich, eine Aussprache mit Emil herbeizuführen, denn ich sollte doch heiraten. Da war es jetzt – das Wort HEIRAT, vor dem ich mich so fürchtete. Mama sagte mir, in der Weinstube würde hin und wieder über mich gesprochen und darüber gespöttelt, dass ich immer seltener in Frankfurt war und mehr und mehr zur Waldfee wurde. Geredet wurde auch über meine Geschäftsaufgabe des Hutsalons, was für viele, wie auch für mich, eigentlich unvorstellbar gewesen war.

Ich versprach Mama, mich beim nächsten Waldbesuch mit Emil auszusprechen, auch weil der Hotelumzug nach Kelkheim feststand. Mein Entschluss, Emil über meinen Zu- oder eher Umstand in Kenntnis zu setzen, wurde mir dadurch erleichtert, dass ich mich, nach einer extrem holprigen Waldfahrt über Stock und Stein in Emils Jeep übergab. Mühsam würgte ich heraus:

»Emil ich bin schwanger«.

Und er: »Ach ja, das weiß ich!«.

Und ich: »Ach ja? und du hast nichts zu mir gesagt?«.

Und er: »Wer ist denn nun schwanger, du oder ich? Aber reg dich nicht auf, Tante Frieda hat mich darauf aufmerksam gemacht, du weißt doch, sie ist die älteste von uns Geschwistern, hat uns alle mit großgezogen und kennt sich damit aus, aber ich wollte, dass du es mir mitteilst. Die Entscheidung für oder

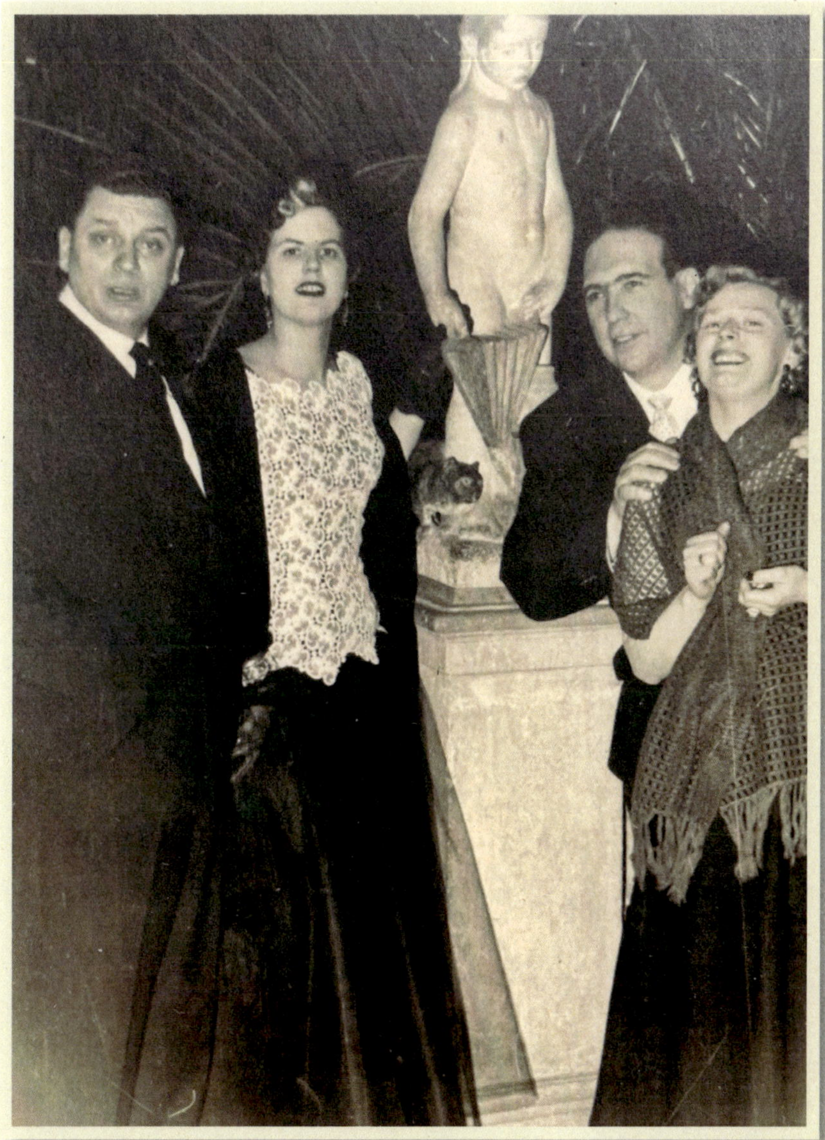

| Emil und ich mit Freunden im Palmengarten in Frankfurt

gegen das Kind sollte ganz alleine deine Sache sein. Ich sehe, du hast dich dafür entschieden. Ich freue mich! Außerdem habe ich dich für die Jägerprüfung dieses Jahr noch angemeldet, damit du einen Jagdschein in der Tasche hast und dich in dem Revier hier frei bewegen kannst. Und wenn du willst, können wir auch heiraten, aber nur standesamtlich, ich bin zu alt für die Kirche«.

So war Emil, kurz und bündig, in Gesellschaft ein brillanter Alleinunterhalter, witzig und wortgewandt, privat eher zugeknöpft, fast wortkarg. Ich wusste fast nichts von ihm, ich machte mir durch meine eigenen Beobachtungen ein Bild, schöpfte aus meinen persönlichen Erfahrungen mit ihm.

Dann erfuhr ich, dass er der Kriegerwitwe mit ihrem Sohn eine andere Wohnung besorgt hatte. Nach deren Umzug, sagte Emil, stehe dem Umbau des Hauses nichts mehr im Wege. Ich solle mir diesbezüglich Gedanken machen, außerdem solle ich meine Vorstellungen und Wünsche mit einbringen. Bei Tante Lieschens Möbelfabrik sei eine Lagerhalle frei, da könnten alle Sachen aus Frankfurt hingebracht und gelagert werden. Natürlich ginge das nicht alles von heute auf morgen.

Ich hatte keine Kraft, Emil in irgendeiner Weise zu widersprechen. Ich war sehr erstaunt über mich!

Heirat und die Geburt meiner Tochter

Wir heirateten im Sommer am Frankfurter Standesamt. Ich hatte da auch bereits meinen ersten Jagdschein in der Tasche.

Der Umbau in Emils Elternhaus machte Fortschritte. Mein Bauch wurde dicker und dicker. Wenn ich Mama in der Weinstube half und ich vom Buffet aus in die Gaststube ging, schob ich als erstes mit meinem dicken Bauch den schweren Velours Vorhang zur Seite, der das Buffet vom Lokal trennte. Unsere Gäste erzählten mir lachend, was das für ein lustiger Anblick das sei.

Emil war in dieser Zeit nur selten in Frankfurt. Der Umbau seines Hauses, seine Firma in Aschaffenburg, sein Jagdrevier – mit all dem war er ganz und gar beschäftigt. Ich war froh, dass ich in dieser für mich sehr kritischen Zeit, privat nicht gefordert war. Doch es kam der Tag, an dem meine Fruchtblase platzte. Voller Schreck und Angst rief ich bei meinem Frauenarzt an, auch bei Emil und bei Tante Frieda, also Emils Schwester, die sich ja fast wie eine Hebamme auskannte. Sie beruhigte mich, doch ich konnte nur wie ein Tiger im Käfig hin- und herlaufen, die zeitlichen Abstände zwischen den ersten Wehen zählen und innerlich einen Wutanfall auf Emil loslassen: ›Warum ist er jetzt nicht bei mir? Es ist doch auch sein Kind. Wilhelm, mein verstorbener Mann, hätte mich jetzt bestimmt in seinen Armen getröstet. Was soll ich machen? Soll ich nun alleine nach Bad Homburg fahren?‹

Dort hatte mein Frauenarzt private Belegbetten in einer Frauenklinik, wo ich angemeldet war, also kein beliebiger Kreißsaal und kein hässliches Umfeld für mein Kind. Alles sollte schön sein für das neue Wesen, das da zu mir auf die Welt kam. Ich war der festen Überzeugung, ich bekomme ein besonderes Kind. Viele Mütter haben die gleiche Überzeugung, warum auch nicht? Jeder Mensch ist etwas Besonderes.

Wir haben heute eine andere Zeit, man denkt mehr über spirituelle Dinge nach, doch damals herrschte immer noch echte Nachkriegszeit, und die Einstellung zum Kinderkriegen war eher zurückhaltend, zuweilen sogar abwehrend. Abtreibungen gehörten fast zur Normalität. Durch Mund-zu-Mund-Propaganda fand man eine sogenannte Engelmacherin, die ihr Handwerk beherrschte.

Endlich kam Emil, wie immer in Jägerkleidung. Er fuhr mich zur Klinik nach Bad Homburg und setzte mich ab mit den Worten: »Ich brauche jetzt den Wald, der beruhigt mich, ich werde von unterwegs die Klinik anrufen, ich komme, wenn das Kind da ist.« Weg war er.

Die Wehen wurden stärker und stärker. Die Hebamme bestand darauf, dass ich hin- und herlaufe, da das Fruchtwasser schon ausgelaufen war und mir eine sogenannte Trockengeburt, die schmerzhafter sei, bevorstand. Daher sollte durch meine Bewegung dem Geburtsvorgang nachgeholfen werden. Zur Not gäbe es auch ausleitende Spritzen, auch ein Kaiserschnitt sei möglich. Da war ich wieder hellwach – nur nicht Kaiserschnitt! Ich dachte

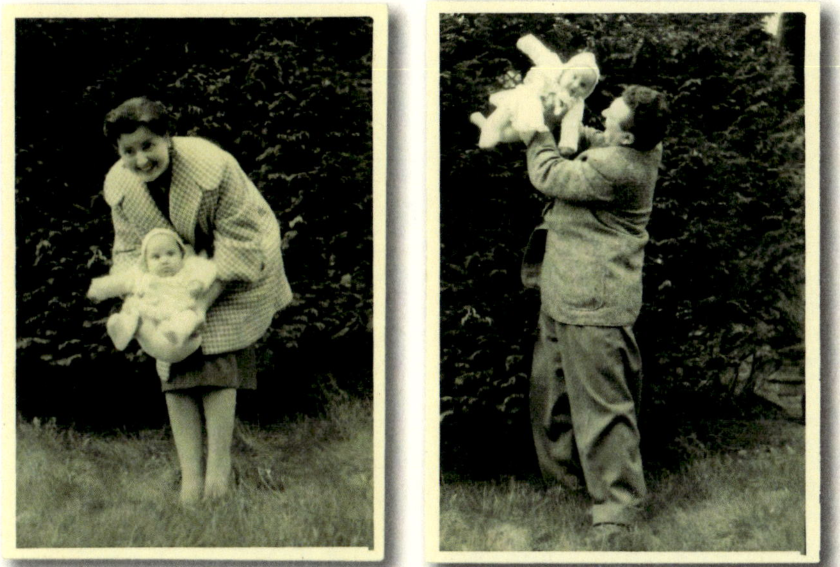

| Hier bin ich mit unserer kleinen Netti und Emil mit unserer Annette

an meine eigene Geburt und die Folgen. Die Wehen waren sehr schmerzhaft, ich konnte nicht anders, ich weinte und schrie. Der Doktor meinte, ich solle mich doch nicht so quälen, er könne mir auch eine Narkose geben. Doch das war für mich das allerletzte, einfach undenkbar – ich wollte meinem Kind bei vollem Bewusstsein helfen, auf diese Welt zu kommen. Mir war klar, dass es genauso zu kämpfen hatte wie ich.

Die Hebamme, der Doktor und ich praktizierten jetzt gemeinsam eine hilfreiche Atemtechnik und siehe da, das Kind wurde geboren. Es war da! Ein Mädchen! Der Doktor legte es mir auf den Bauch, meine Kleine hatte wirklich kämpfen müssen. Ich war froh und dankbar.

Nachdem das Kind gewaschen, gewindelt und gewickelt war, wurde auch ich versorgt. Dann kam das Baby in ein wunderschönes Kinderbett auf Rollen, und wir wurden in unser Zimmer gebracht. Ich legte mich ins Bett und mein Kind blieb bei mir. Bald fing die Kleine an zu schreien und zu weinen, sie hörte gar nicht mehr auf. Die Schwester kam und sagte: »Ach ja, das Kind hat Hunger.« Was? Jetzt schon? Die Schwester zeigte mir, wie man ein Kind an die Brust nimmt und stillt.

Plötzlich stand Emil an der Tür: »Trink mir nicht alles weg!« Er wollte wohl witzig sein.

»Du Idiot!« lautete mein Kommentar dazu.

Immer wieder schockierte mich sein unmögliches Verhalten. Nun bat er die Schwester, ihm sein Kind zu geben, die es ihm dann in die Arme legte. Intensiv studierte er jeden einzelnen Gesichtszug seines Kindes, dann gab er es mit strahlenden Augen und einem hellem Lachen an mich zurück: »Sie ist eine Müller!« Ohne auf seine Worte einzugehen, freute mich seine Freude. Es wurde noch ein schöner Abend mit unserem Kind. Emil machte bereits Pläne für seine Tochter: »Sie muss Sprachen lernen, das Hotel wird international.«

Dann zeichnete er die Umbaufortschritte für mich auf und redete über die Schwierigkeiten mit der Baubehörde, denn Emil wünschte sich ein Penthaus, doch die Behörde erlaubte nur ein Satteldach. Ich konnte mich da überhaupt nicht einmischen. Die Bauanträge liefen alle über die Erweiterung eines Privathauses, von einem geplanten Hotel war keine Rede. Ich fühlte mich nicht sehr wohl, irgendwie gehörte ich nicht dorthin. Ich würde sowieso mit dem Kind im verkauften Haus weiter wohnen können. Außerdem gefiel mir das Jagdhaus sehr gut, dort wohnten wir ja doch von Zeit zu Zeit, also lautete meine Devise: ABWARTEN.

Bevor Emil ging, noch meine Frage: »Wie soll denn unsere Tochter heißen, für mich ist sie eine Sarah, was meinst du?« Das ginge nicht, aber ach, er werde einfach Tante Frieda fragen. Okay, und schon war er wieder weg.

Die nächsten Tage war ich vollauf damit beschäftigt, zu lernen, mein Kind richtig zu versorgen. Es musste zugefüttert werden, ich hatte zu wenig Milch. Mit der empfohlenen Flaschenfütterung hörten auch die für mich so beängstigenden Wein- und Schreiattacken meiner Kleinen auf, denn nur mit Liebe und im Arm hin und her schaukeln, lässt sich ein hungriges Kind nicht beruhigen. Es kamen Papa, Mama, Tante Else und natürlich Tante Frieda, um mich zu besuchen. Tante Frieda hatte den Namen Annette für mein Kind parat, da eine ihrer Nichten, die nach Amerika ausgewandert war, diesen Namen trug, und nun wollten alle hier auch wieder eine Annette haben. Ich habe mich nicht dagegen gewehrt, ich würde sie Netti rufen.

Nach meiner Entlassung ging es zurück nach Frankfurt. Dort erwartete uns im alten Hotel ein wunderschönes neu eingerichtetes Zimmer für Mutter und Kind, inklusive vieler Geschenke für das Baby. Als Netti dann später stehen und laufen konnte, war das die Zeit als Emil anfing, sich sehr mit seiner Tochter zu beschäftigen. Er trug sie Huckepack auf den Schultern, zeigte ihr seinen Wald und die Tiere. Er rief die Tauben, ging mit ihr zu den Futterstellen der Tiere. Mir ist damals aufgefallen, dass Netti mit den Bäumen sprach und auf der Wiese mit Pflanzen und Blumen. Zu gerne habe ich sie dabei beobachtet. Natürlich war es ein für mich unverständliches Kauderwelsch, sie führte Gespräche mit Mimik und Händen, lachte und freute sich riesig dabei.

Als Netti zwei Jahre alt war, musste ich das ehemalige Hotel mit meinem Hutgeschäft endgültig räumen. Alles, was ich meinte noch mal gebrauchen zu können, wurde wieder bei Emils Schwager im Lager untergebracht. Wir hatten jetzt in Emils Elternhaus eine große, sehr schöne, neu eingerichtete Wohnung. Tante Lieschens Mann schenkte mir ein echtes Chippendale-Schlafzimmer in weiß mit Gold, was für eine wundervolle Überraschung! In Netti's Kinderzimmer hatte Emil den Parkettfußboden mit eingelegten Motiven gestalten lassen, die für verschiedene Kinderspiele geeignet waren. Es gab natürlich ein Waschbecken – Duschen, gleich neben dem Zimmer, hatte man damals noch nicht. Das Haus selbst war von einem Baugerüst umgeben, das Dach notdürftig abgedeckt und das ausgebaute Obergeschoss noch nicht fertig, denn wir hatten immer noch die Hoffnung auf Genehmigung eines Penthauses.

Ein großes Unwetter veränderte alles. Sturm, Hagel, Wolkenbrüche über zwei Tage ließen das notdürftig abgedeckte Dach davonfliegen. Ein komplett neuer Entwurf, der schnellstens umgesetzt wurde, fand dann das OK der Behörde. Das so schön konzipierte Haus sah jetzt groß und klotzig aus, aus meiner Sicht ziemlich hässlich.

So lebte ich denn einige Jahre in diesem Haus, das sich später in ein Hotel verwandelte, das im Taunus sehr berühmt wurde und das wir sehr erfolgreich führten. In Frankfurt starben erst meine Mama und ein Jahr später mein Papa. Die Großstadt verblasste zunehmend und ich widmete mich voller Inbrunst meiner Rolle als Frau an der Seite des Mannes vom Hotel Müller. Der Kontakt zu den vielen verschiedenen internationalen und auch

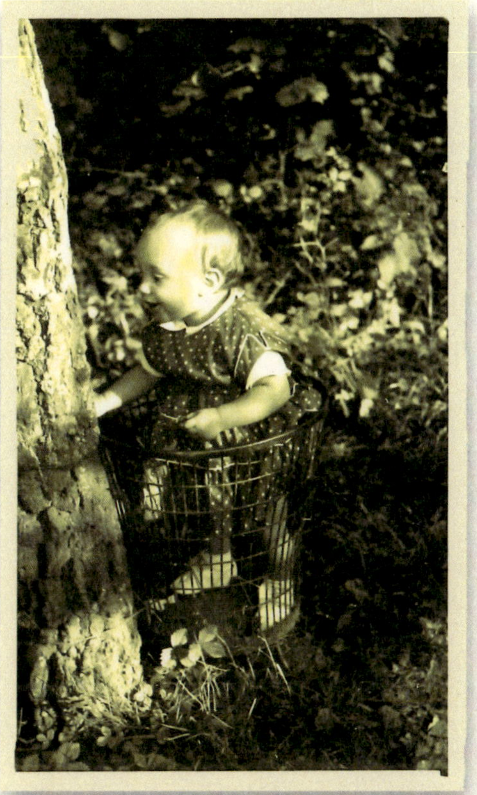

| Netti führt endlose Gespräche mit Bäumen

berühmten Gästen machte mir sehr viel Freude. Weniger gut entwickelte sich meine Ehe. Emil trank immer mehr und mehr und wurde aus meiner Sicht, allmählich zum Alkoholiker. Auch ich begann zu trinken. Das gehörte zu dieser Zeit bei Vielen zum guten Ton. Aber ich merkte, wie es mit mir bergab ging. Mein Mann hatte natürlich auch lichte Momente, und er liebte seine Tochter über alles. Wir beschlossen, sie vor unseren Streitereien in

Sicherheit zu bringen, weit weg in einem französischen Internat. So fanden wir mit Hilfe meiner guten Freundin Madame Mandel, die mit ihrer Familie nach Paris gezogen war, für unsere Tochter ein privates Internat in Fontainebleau. Wir nahmen sie also aus der amerikanischen Schule, die sie seit zwei Jahren besuchte.

Emil hatte es wie durch ein Wunder fertiggebracht, dass sie in der Frankfurt International School, die eigentlich nur den Kindern der amerikanischen Besatzer vorbehalten war, einen Platz bekam. Sie sprach innerhalb kürzester Zeit fließend Englisch. Jetzt sollte französisch an der Reihe sein. Im Internat in Frankreich begann sie schon nach kürzester Zeit fließend und akzentfrei Französisch zu sprechen. Emils Voraussage, dass sie Sprachen lernen sollte, hatte sich somit bewahrheitet.

Da ich nun ohne meine Tochter nur noch Ehefrau war und außerdem das Hotel leitete, Mama und Papa auch nicht mehr da waren, spürte ich zunehmend, dass ich nur noch weg wollte. Und so packte ich eines Tages meine sieben Sachen und haute im wahrsten Sinne des Wortes ab. Ich hatte mir meinen Neuanfang allerdings leichter vorgestellt. Ich ging nach Spanien zu meinen Freunden, die ich aus meiner Frankfurter Zeit kannte. Doch ich schaffte es nicht, dort Fuß zu fassen. Es folgten einige Jahre der Heimatlosigkeit. Irgendwie hatte ich immer die Illusion, dass ich als Frau ohne einen Mann an meiner Seite nicht vollständig war. Meine Identifikation war in meiner Ehe mit Wilhelm erst »Frau Aal« dann »Frau Müller«, mit all dem Respekt, der zum Status als Ehefrau eines erfolgreichen Mannes dazu gehörte. Doch das war jetzt vorbei. Von Emil wurde ich dann irgendwann »schuldhaft geschieden« wegen böswilligem Verlassen. Das Vermögen, welches ich in die Ehe mitgebracht hatte, blieb bei dem Ehemann.

Deshalb bekam ich auch keinerlei finanziellen Ausgleich für alles, was ich in das Hotel gesteckt hatte und keinerlei Unterstützung. Das war damals so. Etwas, das es heute, Gott sei Dank, nicht mehr gibt. Es war eine sehr schwere Zeit, doch im Rückblick war es das einzig Richtige was ich tun konnte, und es war gut.

Meine Drei-Tage-Ehe

Meine Drei-Tage-Ehe gehört zu den kuriosesten Episoden in meinem Leben. Ich war tatsächlich ganze drei Tage mit dem Mann verheiratet, dessen Nachname ich heute noch trage: Kappler. Allerdings fand der sogenannte Ehevollzug niemals statt. Es ist für mich heute noch unbegreiflich, wie mir ein solches Malheur passieren konnte. Viele Menschen kennen diesen Ausspruch von Freunden, Partnern, Verwandten: »Mensch, was ist bloß in Dich gefahren, dass Du so etwas gemacht hast?«

Ich weiß selbst nicht, was in mich gefahren ist. Ich führe es darauf zurück, dass ich mich an der Seite eines Mannes sicher aufgehoben fühlen wollte.

Vollkommen überzeugt, das Richtige zu tun, beschloss ich, wieder zu heiraten. Der Zukünftige war schon ausgekürt – der, ja DER sollte es sein! Wir kamen uns näher bei einem gemeinsamen Mittagessen in einem Gasthaus. Heinz setzte sich an meinen Tisch und ich hörte ihm zu, als er mir die Geschichten seines Lebens erzählte. Mich störte nicht, dass er geschieden war, dass er zwei erwachsene Töchter hatte, dass er Kraftwagenfahrer war und auch seinen Chef in dessen privaten Limousinen chauffierte. Ich spitzte die Ohren, als er erzählte, dass er eine große Wohnung besitze, ein Landhaus, das seine geschiedene Frau jetzt bewohne, und dass er viel Geld verdiene, einen großen Bekanntenkreis habe, nur nicht die passende Frau dazu.

Da hakte ich ein:

»Wie wäre es mit mir?«

»Das kann doch nicht dein Ernst sein!« entgegnete er und machte sehr große Augen.

Das Wortgeplänkel ging hin und her, und jeden Tag sprachen wir ernster und ausführlicher. Heinz wollte wissen, ob ich wirklich ernsthaft an ihm interessiert sei, und wenn ja, käme nur eine Heirat in Frage, auch im Interesse seiner Kinder. Dann war der entscheidende Tag gekommen – ab ins Standesamt. Seine Trauzeugin war seine Tochter, meine war eine meiner guten Freundinnen, die allerdings dauernd den Kopf schüttelte und mir bei jeder sich ergebenden Gelegenheit den Vogel zeigte. Aber für mich war klar – ich hatte, was ich wollte! Wir wurden getraut. In der Vorfreude auf ein gutes Hochzeitsessen, das mein Mann für seine und meine Gäste bestellt hatte, machten wir uns auf den Weg in das Lokal, wo bereits zwölf Gäste warteten. Auf einmal kam mein Mann mit seiner Tochter auf mich zu, nahm mich zur Seite und sagte: »Zita, wir fahren jetzt zu meiner Ex-Frau, um Geld zu holen, wir haben ja noch kein getrenntes Konto. Mach dir keine Sorgen, ich bin bald zurück, hier hast du die Wohnungsschlüssel, also bye bye, bis später!« Die Tochter verzog keine Miene.

Genau in diesem Moment erkannte ich meine Verblendung, die Schuppen vor den Augen fielen von mir ab, ich sah klar und deutlich, dass etwas nicht stimmte. Wie sagt der Volksmund? »Ich könnte mir in den Hintern beißen!« Aber ich wollte doch genau diesen Mann! Wie konnte ich nur so blind sein? Das Problem löste sich von selbst und zwar blitzschnell – Heinz kam an diesem Tag nämlich nicht zurück. Erst am Abend darauf, voll betrunken und auf Krawall eingestellt, erschien er in der Wohnung. Er ließ sich auf keine Diskussion ein, es kam auch keine Entschuldigung, keine Erklärung, stattdessen warf er mich aus seiner Wohnung. Zuvor lief er zur Garderobe, warf mir Jacke und Mantel hinterher und schrie:

»Den Rest kannst du dir bei Horst abholen.«

Horst war ein Freund, der gegenüber von mir einen kleinen Gemüseladen hatte. Ich war entsetzt, enttäuscht, einfach außer mir. Wie soll ich mein Gefühlschaos benennen? Ich hatte mir doch diese Heirat in den Kopf gesetzt. Das machte alles nur noch schlimmer für mich! Ich ging also gegenüber zu Horst, der sehr bestürzt war über meinen Bericht. Er brachte mich sogleich in einer kleinen Familienpension unter und versprach: »Wenn Heinz deine Sachen hier abgibt, bringe ich sie dir.«

Am nächsten Tag reichte ich bei einem Anwalt die Scheidung ein. Nur dann geschah noch etwas höchst Seltsames – Heinz Kappler war unauffindbar. Er war nicht mehr in der Wohnung, nicht bei seiner Exfrau und den Kindern, und nicht in der Firma, für die er arbeitete. Er war verschwunden. Später kam die Scheidung in Abwesenheit dann doch zustande. Was blieb für mich? Sein Name. Kappler.

So taumelte ich denn in meine nächste Beziehung, ich lernte Hans kennen.

Mit Hans in den Ashram nach Indien

Meine Tochter hatte mich angerufen. Ich sollte unterschreiben, dass sie das Meditieren erlernen dürfe. Es handelte sich um Transzendentale Meditation. Da Netti noch keine 16 Jahre alt war, brauchte sie die Unterschrift von einem Elternteil. Von ihrem Vater würde sie diese nicht bekommen, sagte sie. Deshalb ging ich mit ihr in das Meditationszentrum, um die Erlaubnis zu unterschreiben. Ich hatte keine Ahnung, was Meditation war. Aber von da an interessierte ich mich für das, was meine Tochter da machte. Ich begann Bücher darüber zu lesen. probierte verschiedene Meditationsmethoden aus, besuchte Meditationsgruppen und begann auch mit Mantra-Singen. Irgendwann erzählte ich Hans davon. Zu meiner großen Überraschung erzählte er mir, dass diese geistigen Übungen ihm nicht fremd seien. Er, ehemaliger Alkoholiker, habe in seiner Entziehungskur eine Therapeutin gehabt, die mit spirituellen Methoden gearbeitet habe, und er, oder besser gesagt, die ganze Gruppe, hätte auch ein Mantra bekommen zur Konzentration mit dem Namen »Om Namah Shivaya«, er würde es aber nicht mehr praktizieren. Ich war total platt!

Das war genau das Mantra, das Gretel, die unsere Meditations- und Mantra Gesangsgruppe leitete, in Indien von einem großen Meister bekommen hatte. Ich war fassungslos vor Überraschung.

Natürlich lud ich Hans ein, zu unserem Mittwochstreffen zukommen, wenn er die Zeit dafür fände. Der Mittwoch kam. Gretel freute sich über den neuen interessanten Besucher, aber sofort kam die Auflage: »Im Haus wird nicht geraucht!«

An diesem Tag kam noch ein anderer Besucher in Gretels Center. Er war auf der Rückreise von Indien nach Hamburg, wo er lebte. Er sagte, als streng katholisch erzogener Mensch könne er mit den indischen Meistern, der indischen Religion und der Verehrung ihrer Götter nichts anfangen. Dieser Großhandelskaufmann hatte von einem indischen Geschäftspartner von der Meditation erfahren. In seinem Gepäck hatte der Herr Radbruch ein in Sanskrit handgeschriebenes Buch. Er wollte es ins Deutsche übersetzen lassen. Der Titel des Buches lautete: »Spiel des Bewusstseins«. Es sollte zu den ersten Büchern gehören, die im Westen Europas indisches Wissen bekannt machten. Dieses Buch hat selbstverständlich nicht nur Herrn Radbruch selbst verändert, es hat viele, viele Menschen erreicht und wachgerüttelt. Es war ein schöner Nachmittag bei Gretel, mit lebendigem Erfahrungsaustausch zwischen ihr und Herrn Radbruch. Sie sprachen über Indien, über spirituelle Meister, über den Ashram* und einiges mehr. Wir hörten gespannt zu, wir waren wie elektrisiert und trafen dann einen wichtigen Entschluss: Wir würden uns selbst nach Indien aufmachen und den Ashram besuchen!

Mehrere Personen sagten fest zu, und auch Hans, mein neuer Bekannter, war Feuer und Flamme und wollte unbedingt an dieser Reise teilnehmen. Meine eigenen Gefühle waren diesbezüglich allerdings sehr gemischt. Ich kannte Hans ja noch nicht so lange. Er war ja ehemaliger Alkoholiker, dauerhafter Kettenraucher und stand gern im Mittelpunkt. All dies beschäftigte mich. Doch ich ließ den Dingen ihren Lauf, und Gretels Sohn setzte Hans mit auf die Liste. Hans lebte in Mainz. Seine Wohnung war mitten in der Stadt, in der Nähe vom Bahnhof, in einem sehr schönen alten Patrizier-Haus. Der Eigentümer, der es geerbt hatte, machte aus den ehemaligen Zehn-Zimmer-Wohnungen je zwei, doch nur eine davon bekam eine neue Toilette, die zweite musste sich mit Toiletten im Treppenhaus begnügen. Die Wohnung von Hans hatte man modernisiert und teilweise umgebaut. Sie war, aus meiner Sicht, wirklich recht ordentlich.

Ich fragte ihn, wie er denn an diese Wohnung gekommen sei. Er sagte, seine Ex-Schwiegereltern wohnten mit im Haus, und: »Es läuft alles gut«.

Ein größeres Zimmer stand leer, und Hans bot mir an, dort einzuziehen. Das Zimmer wartete sozusagen auf mich. Ich sagte also zu, nach der Indienreise, mich dort einzunisten. Die Familie von Hans und einige seiner Freunde haben das Zimmer für mich komplett eingerichtet. »Hans hat 'ne neue Freundin, mit der fliegt er sogar nach Indien«, hieß es. Im Nu quatschte das ganze Umfeld über unsere Freundschaft. Ich durfte aber meine persönlichen Sachen im Haus lassen, mein Auto konnte ich auf einem Grundstück von Freunden parken. Alles klappte reibungslos.

Gewissermaßen von höheren Mächten unterstützt, traf ich in Frankfurt auf dem Flughafen sogleich meine Reisegruppe. Wie ein aufgeregter junger Hund, kam Hans auf mich zugerannt: »Wo bleibst du denn?« Ich beruhigte ihn. Dies war der erste Flug in seinem Leben, er war nervös, aber er hatte Glück – sein Sitzplatz war zwar nicht neben meinem, sondern zwei Reihen weiter, doch er hatte einen Fensterplatz neben Gretels Sohn, der sich liebevoll um ihn kümmerte. Während des Flugs kreisten meine Gedanken unentwegt sowohl um den Ashram und auch um den Meister den ich jetzt persönlich kennen lernen und erleben sollte. Meine Tochter hatte ihn bereits getroffen und mir ihre Erfahrungen mit ihm geschildert. Dieser große, spirituelle Meister-Lehrer, der die göttliche Vollkommenheit verkörpert, würde uns in seinem Ashram lehren! Tiefe Achtung und Dankbarkeit über das Unfassbare machten sich ich in mir breit: Wer – was – und wie ist dieser Mensch?

Kurz bevor wir landeten, fiel ich in eine Art tiefe Bewusstlosigkeit. Alles um mich herum war schwarz und wurde immer noch schwärzer. Es fühlte sich an wie ein Alptraum. Ich steckte in einer schwarzen Masse, aus der ich verzweifelt und vergeblich versuchte, herauszukommen. Irgendwann spürte ich, wie ich, eingehüllt in Matsch und Schlamm, von undefinierbaren Mächten hochgehoben wurde bis ich an ein Haus kam. Das Haus erstrahlte in einem sehr schönen, hellen Glanz. Ich klammerte mich an den Fensterrahmen, mit der Gewissheit: »Das ist meine Rettung!« Ich sah in meinem Traum durch das Fenster und erblickte eine mir völlig fremde Landschaft. Darin befand sich eine große, wunderschöne, märchenhafte Tempelanlage, und am Toreingang stand der Meister. Er begrüßte die vielen Menschen, die gekommen waren, per Handschlag. Da bemerkte ich, dass das Strahlen des Hauses von diesem Menschen kam. Ganz klar wusste ich jetzt: »Er ist das Licht!«

Ich kam wieder zu mir und erinnerte mich an Geschichten, die über Jesus erzählt und geschrieben wurden, den auch ein Strahlen

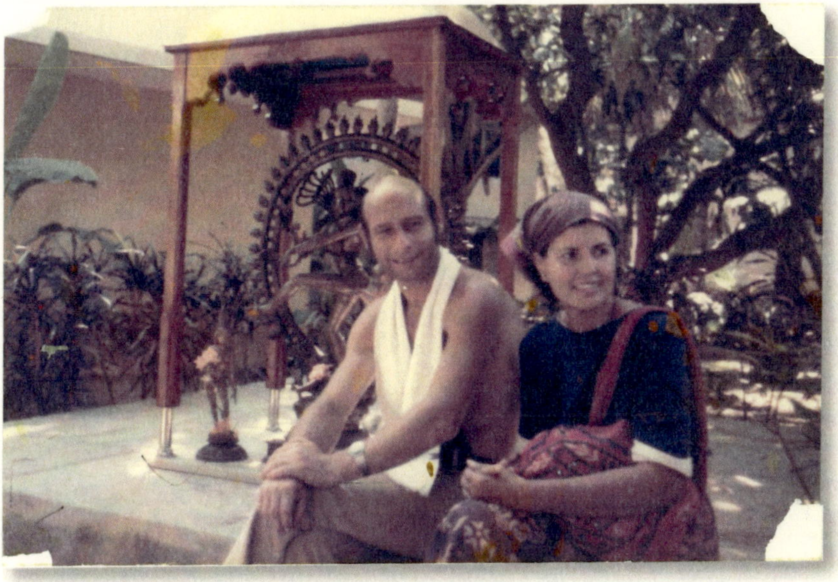

| Hans und ich im Ashram

umgab. Immer mal wieder inkarnieren sich solche göttlichen Wesen auf der Erde, um die Menschen an ihre eigene Göttlichkeit zu erinnern und um zu helfen, das zu erkennen. Ich erzählte niemandem von diesem Traumerlebnis, es hat mich aber innerlich so nachhaltig berührt, dass es mich noch heute begleitet.

In Bombay angekommen, hatte Gretel für uns einen Bus gemietet, mit dem wir nach etwa vier Stunden abenteuerlicher Fahrt dann den Ashram erreichten. Meine Überraschung war riesig – es sah alles so aus wie in meiner Vision, nur der Meister stand nicht am Eingang und begrüßte uns auch nicht per Handschlag.

Nach unserer Anmeldung wurden wir aufgeteilt – Männer und Frauen wurden in unterschiedlichen Häusern untergebracht. Wir Frauen kamen in einen großen Schlafsaal mit Matratzen auf dem Boden. An der Wand gab es Spinde wie in den Militärkasernen. Es waren noch Frauen aus anderen Ländern da, zum Beispiel aus Frankreich, England und Holland, auch vier Amerikanerinnen waren bei uns. Der Saal war fast voll. Der Andrang im gesamten Ashram war groß. Wie das kam? Es war allseits bekannt, dass der Meister die sogenannte Kundalini erwecken würde. Dadurch wird der Mensch in die Lage versetzt, sein Inneres und sich selbst als eins mit Gott zu erfahren. Und das war etwas, das alle wollten und deshalb reisten Menschen aus aller Welt an, um diese Kundalini-Erweckung zu erhalten.

Ich habe mich immer gefragt: Und wer hat Gott erschaffen? Ich kann es nicht wissen. Laut der Aussagen des spirituell-religiösen Schrifttums, sagt Gott zu uns: Ich bin der, der ich bin von Ewigkeit zu Ewigkeit. Und der Mensch ist eine manifestierte Göttlichkeit. Ich dachte an Hans. Es musste doch Fügung sein, dass er das Glück hatte, hier mit dabei zu sein. Meine Vorstellung war: ›Wenn er Shaktipat bekommt, wird er auch nicht mehr rauchen und trinken, und dann kann ich auch ohne Angst und Sorge in seiner Wohnung mit ihm zusammen sein.‹

Gretel war der Überzeugung, dass ich ihn aus vergangenen Leben kennen müsste. Es wurden viele Gespräche, auch mit anderen Besuchern über Reinkarnation geführt. Bei einem späteren, nochmaligen Besuch im Ashram hatte ich das Glück, mit einem älteren, schon viele Jahre im Ashram lebendem Swami, noch mehr über diese Dinge zu erfahren.

Kundalini Erweckung war in aller Munde. Etliche Schüler behaupteten, im ganzen Körper ein starkes Kribbeln zu spüren. Ich fragte mich, wann ich davon endlich etwas spüren würde. Wow, nach einer Weile ging es auch bei mir los – mein Kopf kribbelte wie wahnsinnig und in der Meditation konzentrierte ich mich darauf. ›Die Erleuchtung kann nicht mehr weit weg sein‹, dachte ich erfreut und war richtig stolz auf meine spirituellen Fortschritte. Bis dann irgendwann eine Frau in den Schlafsaal herein gestürzt kam und rief: »Ihr müsst euch untersuchen lassen, wir haben alle Läuse!« Das Rätsel des Kribbelns war gelöst, und wir brachen in großes Gelächter aus. Die Folge: Unsere Köpfe wurden mit einer stinkenden Salbe eingeschmiert, und über Nacht war alles vorbei, die Läuse waren bekämpft und die Erleuchtung wieder in weiter Ferne.

Das Programm mit dem Tagesablauf wurde noch einmal verteilt, und wir erfuhren auch, wo unsere Anwesenheit Pflicht war. Obwohl ich die Älteste im Schlafsaal war, lief alles recht problemlos. Etwas schwierig für mich war allerdings der Umstand, unter so vielen temperamentvollen jungen Leuten zu sein, die in sehr vielen verschiedenen Sprachen miteinander redeten, vor ihren Betten Hatha Yoga machten und sich dann unterschiedlich lange wuschen und duschten. Es herrschte ein ziemliches Durcheinander. Dann machten sie auch noch Frühgymnastik oder brachen auf zum Dauerlauf.

Immerzu lachten sie und waren fröhlich – für meine Begriffe war alles zu laut. Ich war nämlich der irrigen Meinung, in einem Ashram herrsche Ruhe und Stille wie in einer Kirche. Unbemerkt von den Anderen weinte ich so manche versteckte Träne, ich war doch ziemlich erledigt.

Insbesondere machte mir mein Ego zu schaffen. Ich war zum Arbeitsdienst eingeteilt und seit Tagen säuberte ich auf Knien die Steintreppen im Frauenhaus mit einer Wurzelbürste und Seifenlauge. Das war eine sehr niedrige Arbeit für mich, die so viel konnte und schon geleistet hatte – es war demütigend. Ich kochte innerlich und war damit sehr unzufrieden. Doch es sollte noch schlimmer kommen. Mein Arbeitsdienst wechselte und ich sollte nun Toiletten putzen! Ich habe das gemacht, weil ich im Ashram gehorchen wollte, aber trotzdem war ich wütend. Ich musste in meiner Vergangenheit auch schon mal in unserem Hotel Toiletten putzen. Tatsächlich ist das die niedrigste Arbeit, die es gibt – Klofrau. In Frankfurt, wo ich herkomme, gibt es nichts unwürdigeres, als Klos zu putzen, also als Klofrau zu arbeiten. Warum musste ich das machen, was war mit mir los, dass man mir diese demütigende, niedrige Arbeit zumutete? Ich fühlte mich erbärmlich und dachte, dass ich eine bessere Arbeit verdient hätte. Ich hatte das Gefühl, schlecht behandelt zu werden ganz unten angekommen zu sein. Ich war schließlich die Älteste von allen und hatte auch deshalb erwartet, dass man mir, allein schon wegen meines Alters, mehr Respekt zollt. Als mir noch zwei weitere Toiletten zugeteilt wurden, platzte mir der Kragen. Ich verweigerte und beschwerte mich vehement. Und innerlich fasste ich den Entschluss sofort, sogar auf der Stelle, abzureisen! Nichts würde mich aufhalten. Ich bin die Steintreppe, die ich auch noch jeden Tag schrubbte, hinuntergegangen. Ich war auf dem Weg zur Ashramverwaltung, um mich dort abzumelden und die Papiere für meine Abreise fertig zu machen. Plötzlich überfiel mich eine Energiewolke und stoppte meine Schritte. Ich geriet aus dem Gleichgewicht und musste mich auf die Treppe setzen.

Diese Energiewolke kam von einem Weg auf mich zu, der noch vor mir lag. Dann erst sah ich den Meister. Er kam mit einem Reisigbesen in der Hand in meine Richtung. Er schien zu schimpfen. Von Zeit zu Zeit fuchtelte er mit dem Besen auf dem Boden herum um etwas weg zu kehren. Dabei schimpfte er mit seinen Leuten, die ihm aufgeregt hinterherliefen. Dann marschierte er schnurstracks nach rechts in Richtung Herrentoilette. Er riss eine Tür auf und reinigte mit seinem Besen das Männer-Plumps-Klo. Ich kam aus dem Staunen nicht mehr heraus. Dann wies er seine Leute an, auch die Toiletten sauber zu machen. Es waren die Leute, die in den Büros arbeiteten. Die Frauen hatten zum Teil Seidensaris an und feine lange Kleider, also keineswegs Kleidung, die für das Putzen von Plumpsklos geeignet war.

In dem Moment dachte ich: ›Wenn er selbst Toiletten putzt, dann kann ich mir nicht erlauben so hochnäsig zu sein.‹ Es kamen mir die Tränen. Ich blieb auf der Treppe sitzen, wie ein begossener Pudel und sah dabei zu, wie der Meister eine Tür nach der anderen öffnete und ein Plumpsklo nach dem andern saubermachte. Ich schämte mich ob meiner Überheblichkeit und beschloss im Ashram zu bleiben. Ich habe in dem Moment erkannt, wie sehr diese Arbeit an meinem Ego geschliffen hatte. Das Ego verursacht, dass man sich über andere stellt, das Ego macht die Unterschiede und bewertet. Es ist aber genauso das Ego, welches uns dazu bewegt, uns minderwertiger zu fühlen, das uns dazu treibt, uns nicht über andere zu stellen sondern unter sie. Das war der Augenblick, in dem ich erkannte, dass jede Arbeit gleichwertig ist. Zuzusehen wie der Meister ein Plumpsklo nach dem anderen schrubbte, beschämte mich zutiefst. Ich fühlte mich ertappt, und mein innerer Widerstand wich einer ganz großen Dankbarkeit für diese großartige Lektion.

Egal, welche Arbeit du bekommst, es gehört eines zum anderen, alles muss gemacht werden. Der Ashram wurde auch manchmal als Club der Könige bezeichnet. Jeder, der in den Ashram kommt ist ein König und alle Könige ziehen gemeinsam Lose auf denen die Arbeit steht, die sie verrichten werden. Jeder macht seine Arbeit, ob das Kochen ist, Tellerwaschen oder Wege kehren, entscheidet das Los. Jeder verrichtet seine Arbeit und bleibt trotzdem ein König.

Reumütig und Tränenüberströmt ging ich diese Treppe, die ich plötzlich liebte, wieder nach oben. Ich wollte dort dem sogenannten Sevabüro mitteilen, dass ich nun bereit war, die Toiletten zu putzen. Als ich dort ankam, hatte man – oh Wunder – schon jemand anderen gefunden, der für die Toiletten zuständig sein würde und ich bekam eine andere Aufgabe. Offensichtlich hatte ich meine Lektion gelernt.

Was war geschehen? Zeitgleich mit meiner innerlichen Revolte, schalt der Meister seine Büroleute, weil sie sich für etwas Besseres hielten und gegenüber den Leuten, die in ihren Augen niedrige Arbeiten verrichteten, überheblich geworden waren. Noch heute erzählt man sich von diesem Ereignis und ein jeder, der dabei war, lernte seine eigene, individuelle Lektion. So ist das mit den Meistern. Sie machen nur einen einzigen Schritt, schon führt er zu zahlreichen, individuellen Selbsterkenntnis-Prozessen. Und das immer zum richtigen Zeitpunkt.

Es gab viele verschiedene Aufgaben im Ashram. Hans hatte die Arbeit bekommen, zusammen mit anderen den Stall des Elefanten sauber zu machen. Alle diese Arbeiten werden Seva genannt. Es sind arbeiten im Dienst und zum Zweck einer höheren

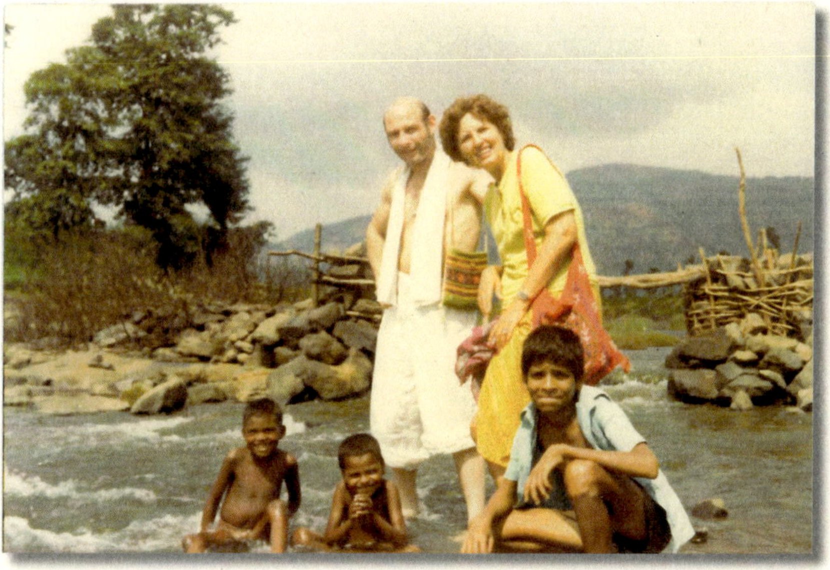

| Mein Herz ist in Indien bei Land und Leuten

Absicht. Sie soll den Menschen bereit dazu machen, den Segen des Meisters empfangen zu können und davon berührt zu werden, damit sich dadurch die Möglichkeit bietet, das eigene Leben positiv zu verändern.

Hans und ich machten neben unserem Aufenthalt im Ashram noch eine kleine Indienreise. Wir besuchten Shirdi, wo der berühmte Meister Sai Baba gelebt hatte. Diesem Yogi werden unzählige Wundertaten zugeschrieben, und er ist in Indien einer der bekanntesten Heiligen. Viele Menschen kamen wegen der zahlreichen Wunderheilungen zu ihm und er wird noch heute als großer Meister verehrt. Er soll ca. 1840 geboren worden sein und starb 1918. Wenn ein solcher Meister stirbt, dann sagt man dazu, er habe seinen Körper verlassen, das nennt man Mahasamadhi. Über diesen spirituellen Lehrer, der auch die Göttlichkeit in allem als Kernpunkt seiner Lehre betrachtet hatte, erzählt man folgende Geschichte: Einer seiner Schüler hatte ihn mehrfach zu sich nach Hause eingeladen, was Sai Baba aber immer abgelehnt hatte. Endlich sagte er zu, an einem bestimmten Tag der Einladung nachzukommen und den Schüler tatsächlich zu besuchen. Der Schüler bereitete ein Festessen für seinen Meister zu und wartete. Doch er wartete sehr lange. Da kam eine schwarze Katze und machte sich an das Festmahl heran. Der Schüler warf mit Steinen nach der Katze und verscheuchte sie. Die Katze versuchte aber noch ein paarmal, etwas von dem Essen zu stehlen, doch immer warf der Gastgeber Steine nach ihr. Irgendwann blieb die Katze weg, und auch der Meister kam nicht. Bei seinem nächsten Besuch im Ashram von Sai Baba, beschwerte sich der Schüler darüber, dass sein Meister nicht gekommen war. Da zeigte Sai Baba auf einige blaue Flecken an seinen Armen und Beinen und sagte zu ihm: »Ich war doch da, doch du hast Steine auf mich geworfen.«

Sehr viele solcher magischen Geschichten umgeben diesen und zahlreiche andere großen Meister. Man sagt, dass diese spirituellen Lehrer deshalb Wunder vollbringen, um den Schülern zu beweisen, dass es tatsächlich die sogenannten übernatürlichen Kräfte gibt und dass diese keineswegs nur eine Ausgeburt der reinen Fantasie sind. Solche Meister versuchen damit ihre Schüler dazu zu bringen, an sich selbst zu glauben. Man sagt, dass an diesem Wohnort von Sai Baba noch heute viel Wunder geschehen. Für viele Menschen ist das deshalb ein Pilgerort.

Als wir dort ankamen, waren alle Hotels und sonstige Unterkünfte ausgebucht. Wir bekamen nur Matratzen und mussten mit vielen anderen Menschen auf dem Marktplatz im Freien unter einem grandiosen Sternenhimmel auf dem Boden schlafen. Ich schätze, dass täglich bestimmt 10.000 Personen aus ganz Indien diesen Ort besuchen, dort Blumen, Dankesbriefe und Geschenke abgeben, und auch Bittbriefe, in denen sie um Hilfe für irgendjemanden bitten. Ich habe dies damals noch mit Unverständnis und Befremden betrachtet, sowie mich überhaupt die gesamte indische Mentalität sehr überraschte: diese Anspruchslosigkeit! Da lebten die Menschen im Schmutz, schliefen irgendwo auf der Erde, und ich sah fast immer nur lachende Gesichter. Unglaublich auch die Schönheit der Frauen und mancher Männer! Die Frauen haben einen besonderen geschmeidigen Gang, sehen wunderbar aus, und sogar der einfachste Polyester-Sari wird mit solcher Eleganz und Anmut getragen, dass alles wie ein Märchen aus Tausend und eine Nacht wirkt. Die heutigen indischen Bollywood-Filme konnten mir die wahre Schönheit Indiens niemals wirklich vermitteln.

Kurz vor unserer Rückreise nach Deutschland, es waren nur noch zehn Tage bis dahin, gingen wir zurück in unseren Ashram. Es war Zeit, Abschied zu nehmen. Unsere Gruppe hatte Gelegenheit sich vom Meister des Ashrams zu verabschieden und jeder bekam ein besonderes Geschenk bzw. einen Segen, der ihn in der Zukunft begleiten würde. Wir wurden dann aus dem Raum geführt. Ich erinnere mich, dass mir ganz schwindelig war und dass mich jemand zu einem Stuhl geführt hat, auf den ich mich dann setzte. Das habe ich gerade noch wahrgenommen, dann war alles ausgelöscht um mich herum, ich konnte nur fühlen, dass ich existierte. Auf einmal bekam ich das Gefühl, ich sei ein funkelndes Licht. Meine Freude wurde weit weit nach außen in die Welt geströmt. Wie kann so etwas möglich sein? Es gab tatsächlich nichts außer ICH als leuchtendes Licht. Ich spürte die Liebe, die ich selbst über mein Licht verströmte. Wie kam es, dass ich so glücklich war und eine so tiefe Zufriedenheit fühlte? Ich konnte mir damals meine Gefühle, und das was ich erlebte, nicht wirklich erklären. Erst im Nachhinein versuchte ich dieses zu fassen und darzustellen. Weder über Mantra-Singen oder Meditation habe ich dieses Erlebnis jemals wiederholen können, aber ich bin der festen Überzeugung, dass ich ein göttliches Geschenk der Gnade bekommen hatte.

Dieses Erlebnis, verbunden mit der tiefgreifenden Erkenntnis, hat mich nie verlassen. Aus diesem Grund und aus diesem Wissen heraus, kann ich behaupten und erzählen, dass wir alle göttliche Wesenheiten sind, die aus Liebe bestehen. Wir sind Schöpferwesen, deren Existenz auf so vielen Ebenen auf Liebe gründe ist, mehr oder weniger bewusst oder unbewusst, ähnlich wie eine russische Puppe: In der Puppe ist noch eine Puppe und dann noch eine, und so weiter. Alle Puppen zusammen – das sind wir. Nicht nur die Äußere, die wir selbst und alle andern sehen und anfassen können. Wir sind etwas sehr heiliges, wir sind gemacht aus dem heiligen Geist. Heilen kommt von heil sein, von ganz sein, und das bedeutet – heilig.

Der Tag der Abreise war gekommen. Über mein Erlebnis konnte ich nicht reden, mir fehlten die Worte.

Mein Weg führte diesmal gemeinsam mit Hans in mein zukünftiges Zuhause, wo ich jetzt alles so vorfand wie schon geschildert. Das Zusammenleben mit ihm war sehr vertraut und liebevoll. Bestimmt habe ich in einem Vorleben schon einmal mit ihm zusammengelebt. Sein Arbeitsalltag fand nach wie vor in Wiesbaden am Bahnhof statt, und ich suchte mir Arbeit über das Arbeitsamt.

Ich bekam Angebote als Verkäuferin zu arbeiten, als Hotelangestellte, als Zimmermädchen, auch als Putzfrau bei einem Friseur, nur eine Hutmachermeisterin suchte niemand. Kopfbedeckungen, die aus Filz über einen Holzkopf gezogen werden, mit Nägeln und Spinne fixiert werden, damit sie trocknen und schließlich eine Frau krönend schmücken, passend zu ihren Schuhen, ihrer Handtasche und ihren Handschuhen – diese Zeiten waren vorbei. Verschwunden, untergegangen und vergessen. Diesen schönen Beruf, den ich so liebte, und der mich auf Titelbilder und Bühnen gebracht hatte, würde ich wohl nie mehr ausüben. Ich war sehr traurig.

Ziemlich enttäuscht nahm ich am Ende eine Stelle beim Bierausschank gegenüber vom Mainzer Bahnhof an. Dort waren wir zu viert, jeder an einem Zapfhahn. Ab sechs Uhr morgens wurde gearbeitet, und es herrschte Hochbetrieb. Dazu kam, dass es dort auch Spielautomaten gab, die zu so früher Stunde schon voll bespielt wurden.

Die Chefin des Hauses beanstandete meine Langsamkeit beim Ausschenken. Ich ließ dem Bier Zeit, sich zu setzen, um dann die Gläser voll zu schenken, doch das passte ihr nicht. Ich gab die Stelle auf und ging. Das Amt vermittelte mich danach als Verkäuferin an ein sehr schönes, elegantes Lederwarengeschäft. Es war eigentlich eine angenehme, leichte Arbeit, nur waren Chef und Chefin richtig sauer und böse, wenn ein Kunde sich für einen Artikel interessierte und ihn doch nicht kaufte. Meine Aufgabe war es, einen Kunden nur dann aus dem Geschäft wieder hinaus zu lassen, nachdem er etwas gekauft hatte. Das ärgerte mich. Ich gebe zu, nach all meinen selbstständigen Tätigkeiten hatte ich große Schwierigkeiten, mich unterzuordnen, mich anzupassen, und auch wieder auf die Ämter zu gehen und um Arbeit zu bitten.

Hans meinte, er verdiene doch genug, ich solle einfach zuhause bleiben. Gut, ich habe es versucht. Ich mimte die Hausfrau, ich kochte, schaute abends auf die Uhr, wie es typisch ist für Hausfrauen, und fragte mich ungeduldig: ›Wann kommt er denn endlich?‹ Ich ging aber auch in die Kneipe, zankte mich mit Hans und machte Stunk. Zugleich haderte ich mit unserer gemeinsamen Indientour, war ich doch der Überzeugung gewesen, dass er sich ändern würde. Das war nicht der Fall. Schlussendlich fühlte ich mich krank.

Ich ging zu verschiedenen Ärzten und tatsächlich stellte einer fest, dass meine linke Brustwarze hart war und sich nicht mehr nach außen kehren ließ. Es folgte die Überweisung in eine Klinik – Verdacht auf Brustkrebs. Ich war so fertig mit den Nerven, irgendwie war mir alles egal. »Wir müssen einen kleinen Eingriff machen, um mehr zu erfahren und um eine Diagnose stellen zu können. Sind Sie damit einverstanden?« Ich war damit einverstanden und blieb in der Klinik. Als ich aus der Narkose aufwachte, stellte ich fest: Die Brust war ab! In der damaligen Zeit ging man viel radikaler mit Krebspatienten um. Gott sei Dank habe ich jegliche Nachbestrahlungen und Chemotherapie abgelehnt, dafür habe ich jeden Tag meditiert, jeden Sonnenstrahl ausgenutzt und zwei Reha-Kuren hintereinander in Anspruch genommen. Drei wurden damals angeboten. Ich fand mein Gleichgewicht wieder. Der Abstand zu Hans tat mir gut. Unsere Telefonate – ein Wechselbad der Gefühle für uns beide – wurden irgendwann beendet nach einer Gesprächstherapie mit einer sehr guten Ärztin, die selbst Yoga praktizierte und meditierte. Sie empfahl mir, mich während der Kur um einen Herrn zu kümmern, der sicher nicht mehr lange leben würde (er lebte noch weitere zwanzig Jahre).

Das Gebäude in dem die Reha stattfand, ähnelte einem guten Hotel, in dem die Türen aber unverschlossenen blieben. Es wurde getanzt, getrunken, gesungen, es gab viele lustige Abende. Ab und zu wurden Vorträge über gesunde Ernährung gehalten, das Essen hier war übrigens sehr gut! Jede Woche hatte ich zwei Nachuntersuchungen. In der Zeit, die ich dort verbrachte, starben drei Menschen, die direkt aus dem Krankenhaus gekommen waren. Es gab etliche schwere Fälle, die meiner Meinung nach zu früh in die Reha überwiesen worden waren, doch ich war und bin kein Fachmann.

Meine Aufmerksamkeit galt nun dem Herrn, auf den mich die Therapeutin hingewiesen hatte. Er saß sehr zurückgezogen und etwas versteckt in einer Ecke des Aufenthaltsraums. Er hatte eine Hautkrebs-Operation hinter sich, bei der eine Gesichtshälfte fast ganz wegoperiert worden war. Ich konnte mich in sein Leid hinein fühlen, wir lernten uns kennen und bald forderte ich ihn zum Tanz auf. Er freute sich darüber, dankte mir und dann fingen wir an zu tanzen. Es entstand eine wunderbare Freundschaft zwischen uns, und er war mir auch eine große Hilfe bei meinen persönlichen Problemen.

Er arbeitete als Schreinermeister bei einer Firma, die alte Wohnhäuser in der Nähe von Münster in Westfalen restaurierte und modernisierte. Tatsächlich schaffte er es, für mich eine Zwei-Zimmer-Wohnung in einem bäuerlichen Anwesen – sofort bezugsfertig – anzumieten. Ich war total überrascht, welche Wege mir plötzlich offen standen und wie viel Hilfsbereitschaft ich erfuhr. Nach und nach kaufte ich mir gebrauchte Möbel und richtete die neue Wohnung ein. Die Beziehung zu Hans war beendet.

In Münster gab es auch ein Yoga Zentrum, in dem man meditieren und Hatha-Yoga praktizieren konnte. Auch Mantra singen gab es. Ganz toll – alles wie für mich gemacht! Neti, also Netti hies jetzt Neti mit nur einem t geschrieben, pendelte mit ihrem Freund hin und her zwischen Indien, München und Frankfurt. Sie hatte sich im Ashram einen spirituellen Namen geben lassen, der zufälligerweise sehr ähnlich klang. Bei einem ihrer Besuche übergab sie mir ihren jungen Hund namens Mangala. Ich freute mich sehr über das Pflegekind, machte einige Fahrradtouren mit ihm und lernte dadurch das schöne Münsterland näher kennen. In der Nähe gab es auch ein Meditationszentrum, das von Gerd geleitet wurde. Ich kannte ihn und seine Freundin von dem ersten Besuch unserer Frankfurt/Offenbach-Gruppe im Ashram. Ich bot Gerd sofort an, ihm im Yoga Center zu helfen. Wie von einem Magneten angezogen, freute ich mich von Woche zu Woche immer mehr, dort sein zu können. Dann kam Neti und bot mir an, zu ihr nach München zu kommen, wo sie eine große Wohnung gemietet hatte. Ich solle doch dort einziehen, denn da lebte eine Wohngemeinschaft und alle Bewohner praktizierten Yoga. Das wäre doch etwas für mich! Oh mein Gott, was sollte ich machen?

Wieder eine totale Veränderung in meinem Leben. Und so kam es dann, dass ich nach München zog.

Kurze Zeit danach saßen wir wieder im Flugzeug auf dem Weg nach Bombay in den Ashram. Ich blieb für eineinhalb Jahre im Ashram, ohne dass es vorher so geplant war. Diese eineinhalb Jahre im Ashram haben mich vollständig verwandelt. Seit meinem ersten Aufenthalt dort, war ich nach außen bescheidener geworden, obwohl oder weil ich innerlich gewachsen war. Ich reagierte viel gelassener auf die Dinge, die auf mich zukamen. Mein »so ham« (ich bin) entwickelte sich ohne Ego-Ich. Die indischen wissenschaftlichen Lehren, besonders die des Shivaismus von Kaschmir, haben es mir angetan und beeinflussen mich bis heute: »Du bist ein Kind Gottes! Gott lebt in Dir als Du, suche Gott in Dir! Alles ist Gott! Verwirkliche Dein Gottsein! Erkenne die göttliche Schöpferkraft, die Du als Gottes Kind in Dir hast!« Oder: »Finde die Liebe, die wie ein gewebtes Netz alles verbindet und zusammenhält! Du bist das Licht, das Zufriedenheit, Glücklichsein und Vollkommenheit in deinem Leben nach außen erstrahlen lässt!«

Das alles sind meine Erfahrungen und Erkenntnisse, die mir die Sicherheit meiner Göttlichkeit vermittelt haben. Es bedeutete mühevolle Arbeit mich innerlich darauf einzulassen und mein Leben darauf auszurichten. Aber es hat sich für mich gelohnt. Es geht um die komplette Metamorphose eines Menschenkinds in ein strahlendes, göttliches Wesen, angezogen mit einem Kleid unserer Erde.

Nun war ich zurück in Deutschland bei Neti in ihrer Wohngemeinschaft. Sie hatte dort auch ein Yoga- und Meditationszentrum eröffnet. Mir gefiel es sehr gut. Neti hatte einen neuen Mann mit Namen Günter kennen und lieben gelernt. Alles lief gut – die beiden haben später in Indien im Ashram geheiratet und ich war auch dabei. Es waren etwa 16 Hochzeitspaare, die dort von Brahmanen-Priestern nach indischem Ritual getraut wurden. Es war wirklich märchenhaft. Doch es sollte überschattet werden. Noch am selben Tag bekam Günter Koliken, er hatte schreckliche Nieren-Schmerzen. Er jammerte und krümmte sich. Nach Bombay ins Krankenhaus zu fahren, lehnte er ab, er wollte zurück nach Deutschland und dort einen Arzt aufzusuchen. Unter großen Schmerzen wurde er nach Bombay gebracht, wo die Ashram-Verwaltung den Rückflug organisiert hatte. Voller Vertrauen, dass alles gut gehen würde, blieb Neti mit mir im Ashram. Als Günter dann in Deutschland angekommen war, waren seine Schmerzen verschwunden. Die Ärzte stellten fest, dass Nierensteine abgegangen waren.

Zwei Tage vor unserem, bereits gebuchten Rückflug bekam auch ich wahnsinnige Bauchschmerzen. Ich hatte schon seit vielen Tagen sehr starken Durchfall den ich darauf zurückführte, dass sich mein Körper reinigte, und ich fand das sogar gut. Wir westlichen Menschen können manchmal schon sehr verblendet sein von unserer rosa Brille der Verklärung und dem Wunsch zurück zur Natur zu finden. Zumindest war das bei mir so, und auf diese Weise nahm das Unglück seinen Lauf. Ich konnte mich kaum noch auf den Beinen halten.

Ich suchte eine indische Ärztin auf und wurde sofort gefragt, ob ich Wasser außerhalb des Ashrams getrunken hätte. Ich verneinte dies, konnte mich aber nicht genau erinnern. Als die Ärztin hörte, dass wir abreisen wollten, empfahl sie mir, mich zuhause sofort untersuchen zu lassen. Schon im Flieger verstärkten sich die Schmerzen. Wir wurden von einer Freundin abgeholt, die

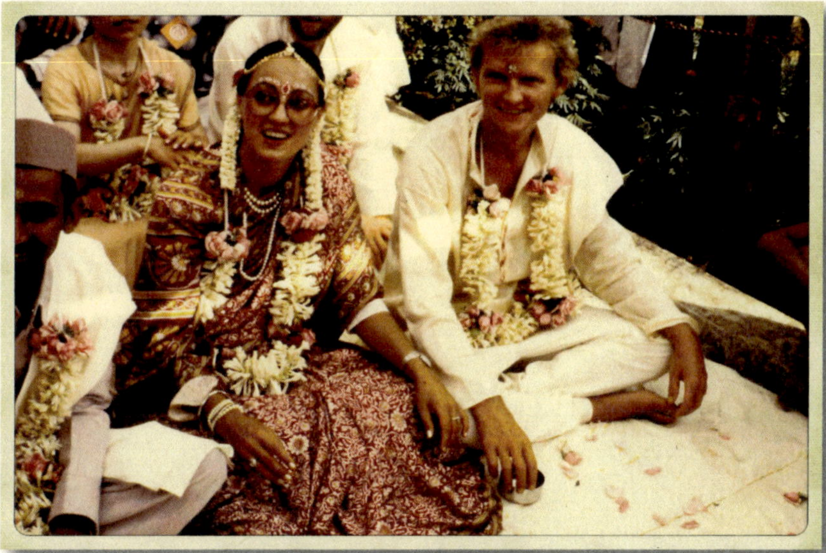

| Neti und Günter heiraten in Indien – wie Tausend und eine Nacht

uns direkt in ein Krankenhaus fuhr, denn ich weinte, schrie und krümmte mich vor Schmerzen. Ich hatte hohes Fieber und halluzinierte, dass irgendwelche Krieger mit großen Schwertern meinen Körper zerhackten. Jeden Hieb spürte ich und schrie auf.

Im Krankenhaus bekam ich Beruhigungsspritzen und wurde in ein separates Zimmer auf der Isolationsstation gebracht. Etwas hilflos, besser gesagt, ratlos, versuchten ein Professor und drei, vier Ärzte meine Beschwerden zu diagnostizieren. Das Fragen und das Rätselraten gingen weiter. Ein Arzt, der selbst gerade von einem Urlaub in Indien zurückgekommen war, bestand sofort darauf, eine Blutprobe von mir an das Tropeninstitut zu schicken.

Dort wurde festgestellt, dass ich mich mit Amöben infiziert hatte. Ich hatte also die Ruhr.

Mit Amöben infiziert man sich über Wasser, über ungewaschenes bzw. mit verseuchtem Wasser gewaschenes Obst oder über Salat, oder aber, was oft geschieht, durch Eiswürfel, die in ein Getränk hinein gegeben werden. Man soll in Indien keinesfalls Wasser trinken, das nicht aus einer Flasche kommt und dessen Verschluss man selbst höchstpersönlich aufgedreht hat. Alles andere ist wirklich lebensgefährlich. Bei mir war die Krankheit sogar so weit fortgeschritten, dass die Amöben, die den Darm besiedeln und die Durchfälle verursachen, die Darmwände schon angegriffen hatten. Die Amöben waren durch die Darmwände hindurch in das Organsystem gedrungen und haben einen Leberabszess verursacht. Mit Hilfe der Medikamente vom Tropeninstitut und auch der Intelligenz meines Körpers verkapselten sich die Amöben in einer Art Blase von der Größe eines Pingpong-Balls, ohne dass auch nur ein einziges der kleinen Tierchen in die Blutbahn gelangte. Nach sechs Wochen war ich soweit wiederhergestellt, dass ich am Alltag wieder teilnehmen konnte.

Ich habe das also erstaunlich gut überlebt. Ich möchte jeden, der nach Indien reist dazu ermutigen, sich auf dieses wunderbare Land und seine Leute einzulassen aber gleichzeitig immer sehr gut auf sich selbst aufzupassen: ›Bitte nehmt Hygiene und euren Schutz nicht auf die leichte Schulter!‹ Bei mir wäre das um ein Haar schiefgegangen.

Günter, der sich ja auch schnell erholt hatte, und Neti bauten einen Versandhandel für exklusive Geschenkartikel auf. Er kam sehr gut an. Meine Mitarbeit war gefragt und wurde gebraucht.

Und – hurra! – ein Enkelkind war unterwegs! Später kam Günters schwere Krankheit. Neti schildert alles ausführlich in ihrem Buch »Ich geh den Weg der Wunder«. In der Autobiographie beschreibt sie auch den Weg zum »Geistigen Heilen«, den sie an die von ihr ausgebildeten Schüler aus allen Teilen der Welt weitergibt. Sehr erfolgreiche Absolventen der Schule und die ganze Entwicklung geben davon Zeugnis. Ich selbst versuche auch, mein Wissen und meine eigenen Erfahrungen mit der spirituellen Seite des Lebens an die Schüler weiterzugeben. Ich sage: »Leben kommt von Leben ... Es gibt keinen Tod ... Die Ewigkeit des Seins als manifestiertes Bewusstsein in allem was ist«, um nur einige Beispiele zu nennen. Ich versuche, die persönliche Selbstfindung der Schüler zu fördern, damit sie sich als göttliche Wesen erkennen. Das ist etwas, das man nicht durch das Lesen von Büchern lernen kann.

Knochenbrüche, mehrere Operationen und die leidigen Folgen

Meine Tochter zog in eine Villa nach Frabertsham. Das war nachdem sie einen Autounfall gehabt hatte, mit schlimmen Folgen. Auch darüber schrieb sie in ihrer Autobiographie. Günter war gerade gestorben, und es gab sehr viele Veränderungen. Das große Haus, in dem etwas später die erste stationäre Klinik für Geistiges Heilen und die Heilerschule gegründet wurde, sollte eingerichtet werden.

Ich war gerade dabei, einen Vorhang zu kürzen, stand von meinem Stuhl auf, trat auf den Vorhang und rutschte aus. Ich zog mir einen einem schweren Hüftbruch auf der rechten Seite zu. Die Fraktur war so bedrohlich, dass noch in der gleichen Nacht eine Notoperation vorgenommen wurde. Vermutlich liegt es an der Eile, mit der diese OP durchgeführt werden musste, dass den Chirurgen ein Operationsfehler unterlief – dachte ich. Jedenfalls stellte sich später heraus, dass das ganze Bein verdreht eingesetzt worden war und ich nun mit meinem rechten Fuß den Boden nicht mehr berühren konnte.

Nachdem der Grund für die Beschwerden endlich gefunden war, sagte der untersuchende Neurologe tatsächlich, dass man einen alten Menschen nicht mit der gleichen Sorgfalt operieren würde, wie einen jungen, weil dieser sowieso nicht mehr aus dem Bett aufstehen würde … Aber ich stand wieder auf, und das mehrfach.

Es folgte eine zweite Operation. Bei diesem Eingriff musste eine künstliche Hüfte eingesetzt werden. Bei mir spaltete sich beim Einklopfen des künstlichen Gelenks der Oberschenkelknochen von oben bis hinunter ins Knie. Der Oberschenkelknochen musste durch eine fest montierte Schiene, mit viel Draht umwickelt, gehalten werden.

Es vergingen mehrere Jahre, bis ich wieder in der Lage war zu laufen, mit einem Gehstock als Hilfsmittel. Aber das machte mir nichts aus, denn ich konnte mich in meiner Wohnung problemlos bewegen, und wenn ich einkaufen ging, legte ich alle meine Einkäufe in einen Einkaufswagen auf Rollen, den ich neben mir herzog.

Das Treppenhaus zuhause bewältigte ich nur im Rückwärtsgang – Stufe für Stufe, während ich mich mit einer Hand am Geländer festhielt. So gelang es mir, meine Einkäufe nach oben in meine Wohnung zu tragen. Zum Glück braucht eine einzelne Person wie ich ja nicht viel. Doch an einem Tag musste ich bei der Post ein schweres Paket abholen, das leider nicht zugestellt worden war. Frohgemut ging ich in den Keller, wo ich ein handliches Transportgerät auf Rollen abgestellt hatte. Ich holte das Paket, legte es auf das Gerät, ging nachhause und zog es langsam die Treppe hinauf. Es lief prima, ich meisterte die ersten Stufen problemlos, doch plötzlich drehte sich das Paket auf die Kante und drohte ganz wegzukippen. Ich ließ das Treppengeländer los, um das Paket mit beiden Armen festzuhalten, aber mein Körper wurde nach unten gezogen und ich rutschte auf meinem Po die Stufen herunter, das Paket noch immer im Griff. Das war ein schlimmer Fehler, denn das Paket fiel um und klemmte dabei mein rechtes Bein und mein Knie ein. Ich hatte so große Schmerzen, dass ich laut um Hilfe rief.

Doch niemand kam, also griff ich nach meinem Handy und rief den Notruf der Polizei an: »Hallo, Hallo, ich brauche Hilfe! Ich bin eine alte 90-jährige Frau, liege in meinem Treppenhaus, bin die Treppe hinuntergestürzt. Ich komme nicht mehr hoch auf meine Beine. Ich muss etwas gebrochen haben.«

»Nicht bewegen!« rief der Polizist, »liegen bleiben und nicht Ihre Stellung verändern. Wir schicken jemanden.«

Inzwischen war das Treppenhaus voller Menschen, jeder wollte mir beistehen und mich die wenigen Stufen zu meiner Wohnung hochtragen. Doch ich habe das freundlich abgelehnt, nur das Paket überließ ich meinem Türnachbarn, der es nach oben schleppte. Dann fuhr der Krankenwagen vor. Immer mehr Leute liefen zusammen und versammelten sich um uns herum. Es ging alles recht schnell, denn die Nothelfer brachten mich nicht in meine Wohnung, worum ich sie gebeten hatte, sondern direkt in ein nächstgelegenes Unfallkrankenhaus. Dort wartete ich auf einem Liegebett auf die nächsten Maßnahmen. Gott sei Dank hatte ich mein Handy griffbereit in der Tasche! Ich rief sofort eine gute Freundin an, schilderte ihr meine Lage, worauf sie mir versprach, umgehend ihre Tochter zu mir zu schicken – sie würde sich um mich kümmern.

Es vergingen mit Sicherheit drei Stunden, bis ich endlich geröntgt werden konnte. Davor musste ich verschiedene Fragebögen ausfüllen und wurde von einer Abteilung in die nächste gefahren. Nach dem Röntgen hörte ich wie die Ärzte über das Abbild diskutierten:

»Ist das Bein wirklich gebrochen? Sind das Prellungen am Schienbein?« Es folgte eine Ultraschalluntersuchung. Dann hieß es immer wieder – warten, denn andere Patienten waren vor mir. Als ich endlich dran war, wurden noch weitere Untersuchungen an verschiedenen Geräten vorgenommen. Die Tochter meiner Freundin hatte sich sofort auf den Weg gemacht und war inzwischen eingetroffen. Sie tröstete mich liebevoll, war für mich da und war bereit, mir alles zu besorgen, was ich brauchte. Sie redete auch mit den Ärzten.

Diese informierten uns, dass es sich bei mir um einen glatten Beinbruch unterhalb des Knies handle. Noch in derselben Nacht war eine erneute OP vorgesehen. Danach dürfe ich das operierte Bein mindestens sechs Wochen lang nicht belasten. Ich schrie auf: »Nein, nein, bitte keine OP! Der Knochenbruch braucht gleich lang, um zu heilen, ob mit oder ohne Operation. Ich werde das Bein in etwa sechs Wochen voll belasten können. Sie müssen mich nicht operieren.«

Ich konnte die Ärzte überzeugen! Man brachte mich in ein Patientenzimmer, wo man mir endlich einen Krankenhauskittel anzog. Der untere Teil meines Körpers wurde in eine Art Windelhose gewickelt. Eine Bettpfanne bekam ich nicht, dafür sei der Bruch noch zu frisch. Außerdem gab man mir Einweg-Schlappen, eine Einweg-Zahnbürste, Zahnpasta und frische Handtücher. Meine junge Freundin versprach mir meine eigenen Toilettenartikel von zuhause mitzubringen. Zum Glück hatte ihre Mutter einen Schlüssel zu meiner Wohnung. In den darauffolgenden zwei Tagen wurde ich wieder mehrfach untersucht,

– Blutabnahme an der Vene und am Finger, Röntgen, Ultraschall. Immer wieder waren die Ärzte erstaunt über mein gutes Aussehen und über die positiven Ergebnisse der Untersuchungen. Niemals hätten sie das bei einer 90jährigen Patientin erwartet! Dann verlegte man mich in eine andere Abteilung, die als seniorengerecht bezeichnet wurde, was die Versorgung betraf. Vor allem war dort Eigenständigkeit gefragt – ich musste mich, auf der Bettkante sitzend, alleine über einer kleinen Wanne waschen, ohne mit dem gebrochenen Bein den Boden zu berühren. In dieser nicht sonderlich bequemen Stellung nahm ich auch die Mahlzeiten zu mir. Neben meinem Bett stand ein Toilettenstuhl, der mir so einige artistische Fähigkeiten abverlangte. Gut, dass er einen Deckel hatte. So konnte ich wenigstens halbwegs verhindern, dass sich unangenehme Gerüche im Zimmer verbreiteten, zumal die Pfleger meist nicht sofort auf mein Klingelzeichen reagierten. Oft musste ich lange warten, bis der Toilettenstuhl entsorgt wurde.

Zu allem Übel lag auch noch eine frisch operierte Patientin in meinem Zimmer, deren Windeln regelmäßig gewechselt wurden. Sie aß viel und gerne, dauernd brachten liebe Freunde ihr neue Köstlichkeiten – entsprechend stanken ihre Windeln. Es war grässlich! Die dritte Patientin in meinem Zimmer war so dick wie groß. Ein riesiger, formloser Fleischklumpen. Um sie zu versorgen, benötigte es drei Personen. Auch sie aß unentwegt, ständig hörte ich sie kauen und knabbern. Wie gern wäre ich aus diesem Zimmer geflohen!

Aber ich steckte nun in dieser Szenerie fest, denn ich durfte mein Bein sechs Wochen lang überhaupt nicht belasten.

Als unabhängige Person, die es gewohnt war, allein die zwei Treppen zu ihrer Wohnung hoch zu steigen, die selbständig einkaufen ging und nur alle vierzehn Tage eine Haushaltshilfe benötigte, fühlte ich mich wie eingefroren. Wie kaltgestellt. Zu meinem Leidwesen zerschlug sich auch meine Hoffnung auf eine REHA-Kur Die Krankenkasse war nicht bereit, eine Kur zu bezahlen, mit der Begründung ein Aufbautraining sei nicht möglich, da ich mein Bein nicht belasten dürfe. Zwei Tage vor Ostern wurde dann doch ein anderer Ort gesucht, wo man mich versorgen würde. Denn etliche Ärzte und Krankenhausmitarbeiter gingen in ihren Osterurlaub. Es kam eine Absage nach der andern, aber endlich nahm mich ein Altenheim für alleinstehende ältere Menschen auf. Es hieß, hier würden die Bewohner von Pflegern gut betreut, bekämen im Haus ihre Mahlzeiten, und ansonsten könnten sie sich frei bewegen und ihr Leben eigenständig gestalten. Das war die offizielle Darstellung.

Die tatsächliche Situation habe ich sehr schnell kennengelernt: Man brachte mich in die Abteilung für alte Menschen, die sich nicht selbständig versorgen können, die niemanden haben, der sich um sie kümmert und, vom Staat unterstützt, hier meist den Rest ihres Lebens verbringen. In der Abteilung gab es ausschließlich Zweibettzimmer, in denen man gewaschen oder geduscht wurde, und die jederzeit für das Pflege- und Reinigungspersonal zugänglich waren. An Privatsphäre war nicht zu denken! Ärzte, Pfleger und Krankenschwestern kamen von außerhalb des Altenwohnheims. Zum Essen wurden die Bewohner in verschiedene Speiseräume gebracht, wo jeder seinen festen Platz hatte und, falls notwendig, gefüttert wurde. Es gab auch freiwillige Helfer, die Patienten im Rollstuhl spazieren fuhren, in den einen Raum brachten, wo gemeinsam gesungen wurde oder zu bestimmten Zeiten ein Gottesdienst stattfand.

Am Tag meiner Ankunft begrüßte mich in der Lobby eine sehr resolute, energiegeladene, große und korpulente Frau mit einem Blumenstrauß und hieß mich willkommen. Dann drückte sie mir einen über 20 Seiten umfassenden Vertrag in die Hand, in dem die Richtlinien des Hauses formuliert waren. Sie bat mich, den Vertag zu unterschreiben und anschließend bei einer Krankenschwester abzugeben. Außerdem bekam ich einen Rollstuhl, worüber ich sehr froh war. Mein Zimmer teilte ich mit einer etwa 70jährigen Frau, die überhaupt kein deutsch sprach. Ich weiß nicht aus welchem Land sie stammte. Sie war nicht in der Lage aufzustehen und wurde im Bett versorgt. Als ich am ersten Abend zum Essen abgeholt und in einen Speiseraum gerollt wurde, schaute ich mich zunächst einmal um. Ich saß in einer Ecke neben zwei anderen Frauen im Rollstuhl, die auf meinen Gruß kaum reagierten. Schlagartig wurde mir bewusst: Hier sitzen nur demenzkranke Menschen. Folglich protestierte ich und beschwerte mich bei dem Hauspersonal: »Ich bin geistig vollkommen gesund, ich habe nur einen Beinbruch.« Die Reaktion war ein gnädiges Lächeln, ansonsten ignorierten sie meine Worte und signalisierten mir eindeutig: ›Du bist eine alte 90jährige Frau, du bist hier in der Abteilung für Demenzkranke, also bist du dement!‹

Doch ich ließ mich nicht einfach so abfertigen. Hartnäckig weigerte ich mich, in dem Speiseraum für Demenzkranke zu essen und verlangte mit der für mich zuständigen Ärztin zu sprechen, um mit ihr meine Krankenakte einzusehen. Nur so erreichte ich, dass ich im Zimmer essen durfte, allerdings nicht allein, denn die andere Patientin lag ja neben mir in ihrem Bett. Ich beschloss, selbst meine Krankenakte eingehend zu studieren. Zu meiner großen Verblüffung stand dort, ich hätte beantragt in diesem Altenheim aufgenommen zu werden. Unabhängig von den Zahlungen der Krankenkasse, beliefe sich mein eigener Unkostenbeitrag auf 40€ täglich aufgrund der besonderen pflegerischen Zusatzleistungen. Ich war stinksauer, nicht unbedingt wegen der Vertragsbedingungen, denn meiner Ansicht nach kann jede Firma ihr Geschäftskonzept nach eigenem Ermessen gestalten. Was mich erzürnte, war die Behauptung, ich hätte selbst um die Aufnahme in diese Institution gebeten. Niemals habe ich persönlich eine Kurzzeitpflege in diesem Haus beantragt. Das Notfallkrankenhaus hatte für meine Unterbringung hier gesorgt.

Das Sekretariat war in Aufruhr wegen meiner Weigerung, alle Bedingungen einfach so hinzunehmen. Man beschimpfte mich und drohte mir tatsächlich, mich sofort nach Hause bringen zu lassen, wo ich dann alleine zurechtkommen müsse. Ich konterte mit einer Gegendrohung: »Okay dann haben Sie morgen die gesamte Münchner Presse im Haus!« Plötzliches Schweigen, niemand traute sich mehr, mich einzuschüchtern. Ich konnte mich in meinem Rollstuhl (zur Erinnerung, ich sollte keinesfalls mit dem Bein den Boden berühren) frei bewegen, hätte sogar ohne weiteres raus auf die Straße und in die Einkaufsmeile fahren können, ohne Aufsicht oder Betreuung. Und das nennt man Kurzzeit-Pflege?

Das Stammpersonal in dieser Abteilung war sehr harsch. Oft genug erlebte ich, wie Patienten so angeschrien wurden, dass sie zusammenzuckten. Ich bekam auch mit, dass man ihnen unwirsch und mit sanfter Gewalt ihre Medikamente einflößte. Auch ich wurde, als ich einem Pfleger eine für ihn unangenehme Frage stellte, grob angeschrien. Um seine Autorität zu unterstreichen, riss er nicht nur Mund und Augen auf, er stemmte auch beide Arme in die Hüften, baute sich breitbeinig vor mir auf und kam mit seinem Oberkörper mir, im Rollstuhl sitzendes Menschenkind, bedrohlich nah. Als ich rief, ich würde mich beschweren, rief er mir entgegen, er habe keine Angst vor der Polizei, diese kenne die Arbeit im Heim. Dabei habe ich das Wort Polizei überhaupt nicht benutzt. Der Zeit und den Umständen hilflos ausgeliefert, blieb mir nichts anderes übrig, als den Besuch der Ärztin abzuwarten. In der dritten Woche kam sie endlich zu mir. Sie wusste überhaupt nichts über mich und meine Situation, bekam erst jetzt Einsicht in meine Papiere und versprach mir nun, sich sofort um die Verlegung in eine REHA Klinik zu kümmern. Ich kann nicht sagen, ob es Einbildung war, aber ich hatte jetzt doch das Gefühl, dass das Personal in dieser Abteilung endlich gecheckt hatte, dass ich mit meinem gebrochenen Bein, anders als die anderen Patienten, nicht hierher gehörte.

Bevor ich mit der Kur beginnen konnte, nahm ein Orthopäde außerhalb des Hauses eine Röntgenaufnahme vor, die erkennen ließ, dass ich »kurfähig« war. Eine ältere, freiwillige Helferin brachte mich noch zu einem weiteren Arzt, der mich untersuchen sollte, bevor ich zur REHA kam. Streng achtete die Helferin darauf, dass meine Beine auf dem Weg dorthin hoch gelagert waren. Sie überreichte dem zuständigen Arzt einige Papiere und bestand darauf, gegen meinen Protest, mir vom Rollstuhl auf die Liege zu helfen. Der Doktor musterte mich und beanstandete, dass ich keine Schuhe trug.

Abklopfen, Blutabnahme, Fragen stellen. Es vergingen etwa zwei Stunden, bis ich wieder in das Seniorenheim gefahren und ins Bett gelegt wurde.

Am nächsten Tag räumte ich meine Nachttischschublade aus, da ja nun der Umzug in die REHA-Kur bevorstand. Zu meinem Entsetzen stellte ich fest, dass mir drei Goldringe, einer davon mit Brillanten verarbeitet, sowie ein Goldarmband mit Perlen und Rubinen gestohlen worden waren. Die Silberringe waren noch in der Brillenhülle, in der ich sie versteckt hatte. Ich meldete das im Schwesternzimmer, ließ die Polizei kommen und erstattete Anzeige gegen Unbekannt. Da alle Patienten-Wohnräume für jeden zugänglich waren, konnte praktisch jeder in dieser Abteilung der Dieb gewesen sein. Die Polizisten nahmen die Anzeige auf, machten mir aber keinerlei Hoffnung, dass der Diebstahl aufgeklärt würde. Für mich stand fest, dass der Diebstahl nur in der Zeit geschehen sein konnte, als man mich kurz zur Untersuchung gebracht hatte, zumal meine Mitbewohnerin zu der Zeit auch nicht im Zimmer anwesend war. Auch sie war an diesem Tag zu einer Spezialuntersuchung in ein Krankenhaus gefahren worden.

Am 28. April war es dann endlich so weit: Ab in die Kur! Gott sei Dank, der Tag der Entlassung war da, und der Abteilungsleiter musste mich in meinem Rollstuhl zu einem Spezialauto bringen, um dem Fahrer die Krankenpapiere zu übergeben. Der Abteilungsleiter verabschiedete mich mit den Worten: »Auf nie mehr Wiedersehen!« Weg war er. Weder eine Krankenschwester noch ein anderer Pfleger haben sich vor meiner Entlassung sehen lassen.

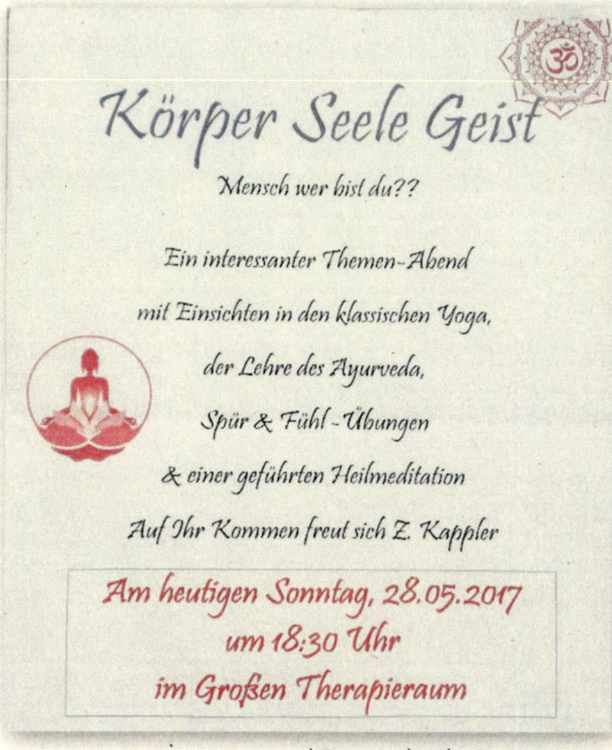
Körper Seele Geist
Mensch wer bist du??
Ein interessanter Themen-Abend
mit Einsichten in den klassischen Yoga,
der Lehre des Ayurveda,
Spür & Fühl-Übungen
& einer geführten Heilmeditation
Auf Ihr Kommen freut sich Z. Kappler
Am heutigen Sonntag, 28.05.2017
um 18:30 Uhr
im Großen Therapieraum

| Zita gestaltet das Programm mit

Es folgte eine wunderschöne Autofahrt durch eine landschaftlich herrliche Gegend. Unser Ziel war Bad Grießbach im Rottal. Ich war richtig begeistert: Ein Zentrum für orthopädische Medizin, ein kleines privates Kurhotel mit geschmackvoll gestalteter Parkanlage, ein Thermalbad, eine auch für Gäste von außen geöffnete Gastronomie. Dreimal die Woche spielte ein Musiker auf seinem Keybord für uns und sang dazu. Man konnte tanzen, wenn man denn konnte. Alle Leute waren freundlich und nett.

Jeder von uns Kassenpatienten hatte ein kleines schönes Wohnapartment mit Balkon, Badezimmer oder Dusche, eine kleine Kochnische, die aber nicht benutzt wurde, denn gegessen wurde gemeinschaftlich in stilvoll eingerichteten Speiseräumen. Das Essen war sehr gut und sehr reichlich.

Zweimal die Woche Arztvisite, einmal die Woche ein offizieller »Meckertag«, wo man seine Wünsche und Beschwerden loswerden und mit anderen teilen konnte. Kurz und gut, ich erholte mich sehr schnell. Bald gestaltete ich das Programm mit. Ich bot eine geführte Meditation an und die Leute in der Reha und auch das Personal waren begeistert. Nach einer Woche war ich schon den Rollstuhl los, konnte mit Krücken laufen und nach drei Wochen wieder die Treppe benutzen. Herrlich! Ich muss es nochmal sagen: Gott sei Dank!

Ich durfte wieder nachhause. Und dann – ein weiterer Bruch! Ich werde nachts wach, und stelle fest, dass ich vor meinem Bett auf dem Boden liege. Wie war ich bloß hier gelandet? Ich musste aus dem Bett gefallen sein. Ich hatte furchtbare Schmerzen im Rücken, konnte mich kaum bewegen und robbte zum Telefon. Ich erreichte schließlich einen Notarzt, der mich im Krankenwagen nach Großhadern brachte.

Rückgrat gebrochen! Zwei Wirbel wurden mit Platten versteift. Die Stationsschwester war eine gemeine Furie, die es auf mich abgesehen hatte, weil ich nicht unterwürfig war. Auch sie war der Meinung, die ich nach den Unfällen schon öfter gehört hatte, ich würde nie wieder aufstehen können. Zum Glück bekam ich täglich mehrfach Besuch von unseren Schülern und Absolventen, die mir im Krankenhaus die Hände auflegten und ich deshalb

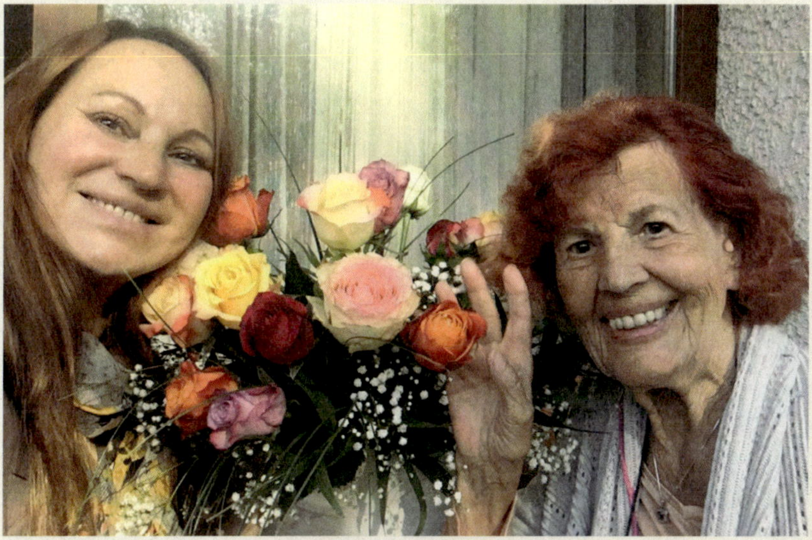

| Zita am Muttertag auf dem Balkon in der Reha

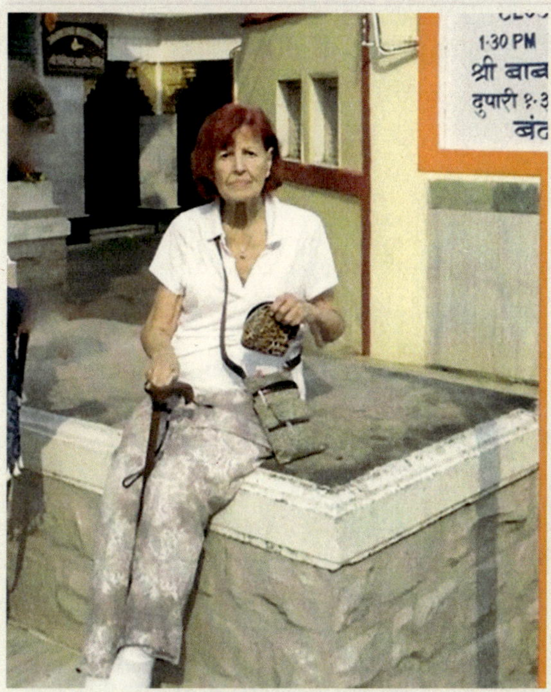

| Nach dem Schlaganfall in Indien

sehr rasch genesen konnte. Bald ging ich auf dem Flur am Rollator auf und ab, unter den verwunderten Augen der Oberschwester. Irgendwann empfand sie sogar Respekt und drückte diesen auch aus. Ich muss sagen, was in so manchen Krankenhäusern geschieht macht erst recht krank.

Gesund muss man aus eigener Kraft werden.

Im Jahr 2018 erfüllte sich für mich ein Lebenstraum, von dem ich niemals gedacht hätte, dass dieser einmal wahr werden könnte. Meine Tochter organisierte im Januar ein großes, karitatives Heilercamp in Indien. 33 an der Heilerschule ausgebildete Schüler und Absolventen flogen mit, und ich war auch dabei. Zudem begleitete uns ein Journalist, der als unabhängiger Zeuge darüber berichtete. Er schrieb ein ganzes Buch mit dem Titel: »Herz über ins Abenteuer – was ein bayrischer Wirtschaftsjournalist mit 33 Heilern in Indien erlebt.« Er hat mich ganz oft interviewt und ich habe ihm viel über meine Zeit in Indien erzählt.

Es war wunderbar, dieses Land nochmals zu erleben. Ich habe mich sehr wohlgefühlt. Wir waren in Pondicherry, einer ehemaligen französischen Kolonie, und wohnten in einem alten Herrenhaus, das zum Hotel umgestaltet worden war. Morgens gab es französische Croissants und guten, französischen Kaffee. Der Chefkoch dort war auch Franzose und hatte einen Michelin Stern. Am zweiten oder dritten Abend saßen wir alle auf der Veranda und redeten über das grandiose Vorhaben, das am nächsten Tag beginnen sollte. Und dann die nächste Katastrophe: Ich wachte in einem indischen Krankenhaus auf. Man sagte mir, dass ich einen Schlaganfall gehabt hätte. Ich kann mich an nichts erinnern. Die ganze Gruppe hatte sofort Fernheilung für mich gemacht und

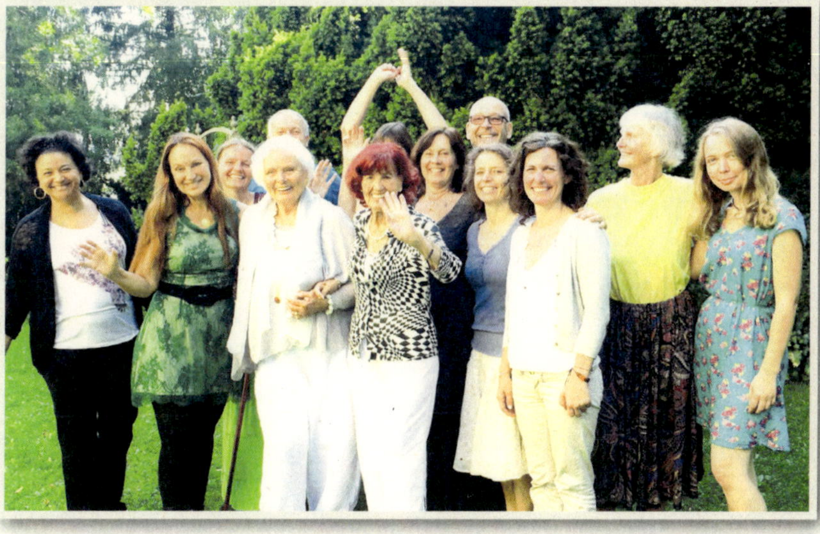

| Zita mit Ruth-Maria Kubitschek und einer Schülergruppe

ich nehme an, dass ich deshalb so schnell wieder zu Bewusstsein gekommen bin. Die Röntgen- und CT-Untersuchungen brachten keine Ergebnisse. Nachdem sich die Aufregung gelegt hatte und ich aus der indischen Klinik wieder entlassen worden war, konnte ich auch das Camp genießen. Es war sensationell, welche Heilungen dort stattfanden, wie viele Menschen gekommen waren und Hilfe von uns bekamen. Für alle Mitreisenden waren es wundervolle Erlebnisse!

Wieder zuhause angekommen, sorgte meine Tochter dafür, dass ich von Frau Dr. Schott betreut wurde. Dies ist die Ärztin, die im Rahmen des Camps eine medizinische Studie zur Wirksamkeit der von uns gelehrten Heilmethode *amazin*GRACE durchführte. Frau Dr. Schott schickte mich wiederum zu sehr guten Ärzten, die ihr bekannt waren und denen sie vertraute. Das war ein unglaublicher Unterschied – hier wurde ich freundlich begrüßt, man untersuchte mich eingehend und stellte viele entscheidende Fragen. Dann bekam ich einen Hirnscan. Nun konnte man deutlich sehen, dass ich schon mehrere Hirnschläge gehabt haben musste. Ich nehme an, dass ich damals, als ich auf dem Boden vor meinem Bett aufwachte, auch einen Schlaganfall erlitten hatte. Man hat dann nach dem Grund für die Schlaganfälle gesucht und das Herz untersucht. Man fand eine total verkalkte Herzklappe, die weder auf noch zuging. Mein Herz war aber zuvor schon mehrmals untersucht worden und es wurde eine altersgemäße Herzschwäche festgestellt, mehr nicht. Jetzt sollte ich, das wurde mir empfohlen, so bald wie möglich eine neue Herzklappe bekommen. Dies wurde per Fax an meinen Hausarzt geschickt. Der fiel fast von den Socken! Nein, eine 92jährige Frau würde er nicht am Herzen operieren lassen, das könne er vor der Krankenkasse nicht vertreten.

Es folgte ein weiteres Fax von den privaten Ärzten. Wer weiß, was sie geschrieben haben, jedenfalls hatte ich sofort danach die Überweisung in die Herzklinik nach München zur OP in der Hand. Dort bekam ich dann zwar einen Termin, doch der lag soweit in der Zukunft, dass ich dachte, man wolle mich eher beerdigen als operieren. Und wieder sorgte ein Fax von den privaten Ärzten dafür, dass ich innerhalb von einer Woche eine neue Herzklappe bekam. Diese wurde durch die Leiste mittels einer Sonde durch die Blutbahn bis ins Herz hineingeführt, wo dann die

Herzklappe ausgetauscht wurde. Jetzt habe ich eine Herzklappe von einem Schwein in mir. So kann es gehen.

Auch hier war meine schnelle Genesung wieder eine Sensation und ich war mit meinen roten Haaren das Gespräch der Station. Wie auch schon in Indien. Auch dort hatte ich ständig Besuch an meinem Krankenbett von wirklich netten Indern und Inderinnen, die meine roten Haare, meine weiße Haut und mein hohes Alter bewunderten. Direkt nach der Entlassung von der Herz-Op ging es einige Tage später zu einer sehr guten REHA. Aber zuvor unterrichtete ich noch in einem Ausbildungsmodul, wie man O-Beine und X-Beine mittels geistiger Kräfte und Handauflegen gerade richtet. Und ich bekam einige sehr wohltuende Gruppenheilsitzungen.

Das Herzzentrum in München war mir gut bekannt. Ich hätte niemals gedacht, dass ich dort selbst einmal landen würde. Vor geraumer Zeit hatte ich im Herzzentrum an vielen Tagen mit dem jungen Mann namens Marc gearbeitet. Marcs ganze Geschichte kann man im Blog unserer Heilerschule nachlesen. Das war geschehen: Meine Tochter wurde vor einigen Jahren von einer verzweifelten bayrischen Mutter angerufen und gebeten, mit ihr gemeinsam nach Australien zu fliegen, um ihren herzkranken Sohn zu heilen, der dort lebte. Er stand auf der Liste zur Herztransplantation, war aber so schlecht beieinander, dass er nicht von Adelaide nach Melbourne in die Herzklinik transportiert werden konnte.

Neti flog nach Australien und nach drei Wochen intensiver Heilsitzungen, die auch teilweise in der Autobiographie meiner Tochter beschrieben werden, konnte der junge Mann sogar ohne

Begleitung nach Deutschland fliegen. Sein Herz war fast wieder in Ordnung.

Als er in Deutschland ankam, es war Winter, erwischte eine sehr schwere Grippe und er musste ins Krankenhaus. Dort fing er zusätzlich die Krankenhauskeime auf, und bekam hohe Dosen an Antibiotika. Die griffen sein Herz an. Er kam ins Herzzentrum nach München, wo ich ihn regelmäßig besuchte und beheilte.

Eines Tages stellte man einen Bakteriencluster fest, der sich an seinem Herz festgesetzt hatte. Nachdem ich das wusste und heilerisch daran gearbeitet hatte, war dieser spurlos verschwunden. Kein Ultraschall noch sonstige Untersuchungen konnten den Cluster wieder finden.

Man suchte ihn in der Lunge und im Gehirn, aber er blieb unauffindbar. Nach Meinung der Ärzte konnte das aber nicht sein. Dieser, ihrer Meinung nach, hoch gefährliche Cluster, konnte nicht einfach verschwinden. Sie gaben ihrem Patienten also noch mehr Antibiotika. Sein Herz wurde immer kränker und er wurde wieder auf die Liste zur Transplantation gesetzt. Es wurden die entsprechenden Vorbereitungen getroffen, er wurde isoliert und die eigene Immunabwehr wurde heruntergefahren, damit das fremde Herz nicht von den eigenen Abwehrkräften abgestoßen werden würde. Wenige Tage danach erreichte uns die traurige Nachricht, dass er gestorben war.

Das war sehr traurig. Nur ist es doch so, dass dieser Tag für uns alle irgendwann kommt, dass wir diesen Moment vielleicht hinauszögern können, vielleicht sogar noch viele Jahre, doch irgendwann ist es soweit, die letzte, wunderbare Reise anzutreten. Da

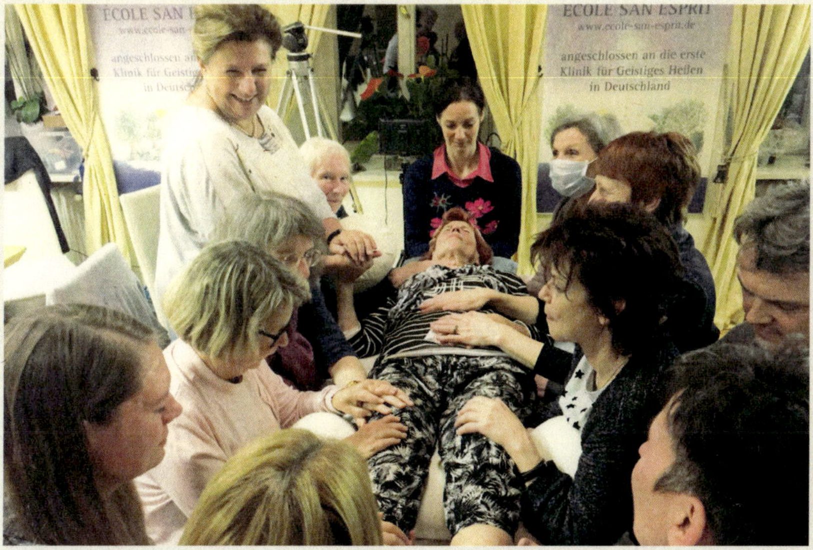

| Zita bekommt Gruppenheilsitzungen

ich schon erfahren habe, wie es sich anfühlt meinen Körper zu verlassen, habe ich keine Angst vor dem Sterben. Wir sind nicht der Körper, wir sind göttliche, vollkommene Wesen, die einen Körper haben.

Wie geht es weiter? Vielleicht ist es mir ja gelungen, jetzt mit meinen 94 Lebensjahren etwas aus meinem Fluss des Lebens herausgefischt zu haben, das den Menschen für ihr Leben dienlich sein kann. Ich betrachte das Leben als Energie, als eine Vibration, als Schwingung, die über das Körperliche, das Fleischliche hinausgeht. Diese Vibration ist formlos und unbeschreiblich, weil es dafür auf unserer Erde keine Worte gibt. Die Energie ist sehr wohltuend und leicht, möglicherweise ist alles blau. In einer Mediation habe ich mich von meinem Körper gelöst und war über die sogenannte Silberschnur verbunden. Ich habe mich gesehen, körperlos, doch in meiner Form. Ich wusste, dass ich Ich bin. Ich habe mir dabei auch selbst zugeschaut. Der feinstoffliche Körper hat die gleiche Form wie der Körper aus Fleisch. Wenn dieser feinstoffliche Körper den Fleischkörper verlassen will, kann er sich wie ein normaler Körper bewegen und hat auch die gleichen Gedanken, er spricht genauso, doch nur in Gedanken. Der feinstoffliche Körper kann in Gedankenschnelle reisen und den Ort wechseln. Wer das einmal erlebt hat, für den ist dies Wahrheit und deshalb normal. Für mich ist das normal, und ich schreibe nur darüber, weil ich darum gebeten wurde.

Unsere Existenz ist eigentlich ein Spiel unseres Bewusstseins. Bewusst sein ist die Existenz von allem was existiert. Mit anderen Worten – das Leben als Leben ist Bewusstsein. Zu dem Bewusstsein gehört Schöpferkraft, Willen, Denken, Formgebung. Mit diesem bewussten Willen kannst du alles verändern. Ich bin, ich kann, ich will, oder ich will, ich kann, ich bin! Diese Kräfte gehören zusammen, sie sind immer in allem zusammen egal wo wir sind, die Kräfte sind immer da, und diese Kräfte sind wir, wir sind diese Kräfte.

Alles vibriert mit Allem, in dem Bewusstsein mit Allem eins zu sein. Es ist mir wichtig, immer wieder zum Ausdruck zu bringen, dass wir keine getrennten Wesen sind, dass diese Trennung eine Illusion ist. Wir alle sind ein Teil der Energie einer höheren Kraft, so wie eine kleine Welle Teil des unendlichen Ozeans ist. Die

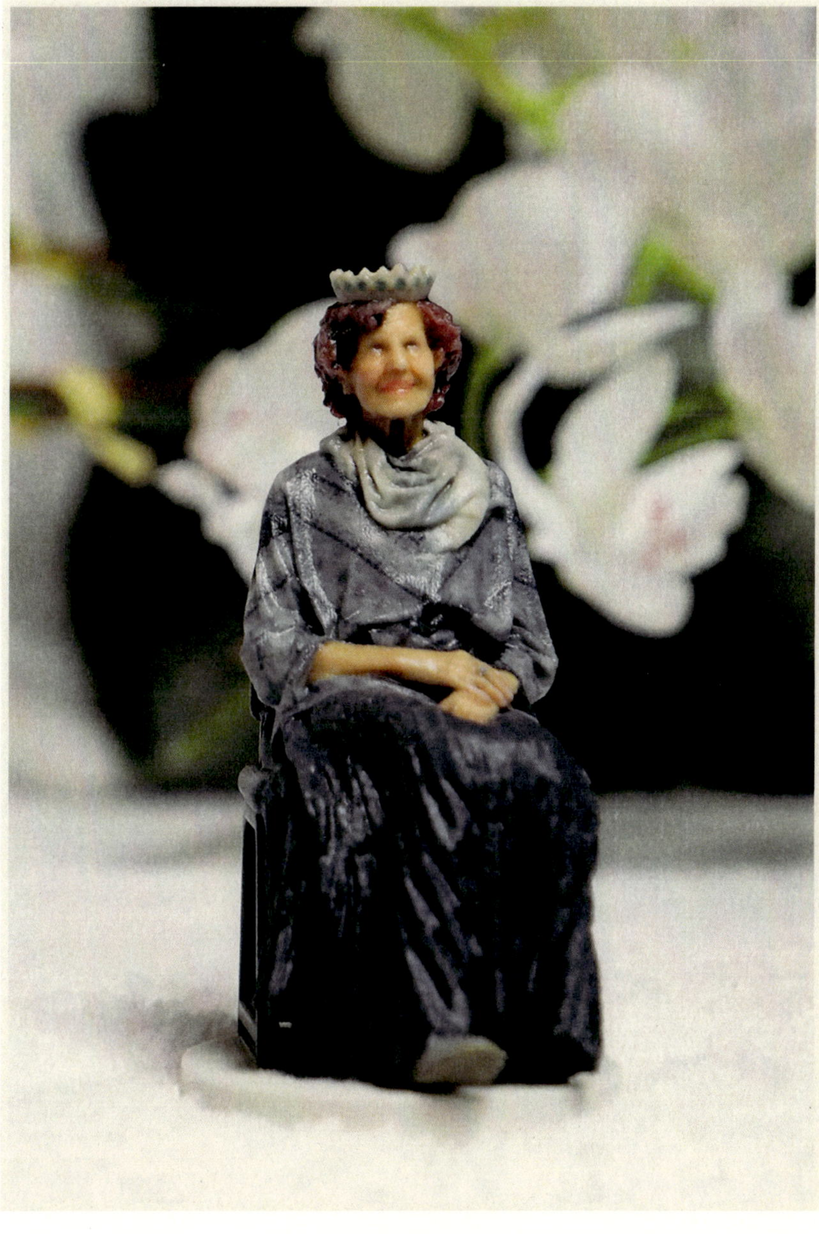

| Zita – die Königin – *La grande Dame de San Esprit*

Trennung ist eine Illusion und diese gehört in den Bereich des Egos. Diese größere Kraft besteht aus Vollkommenheit, Liebe und Freude. Wir sind die Liebe und der Frieden, deshalb ist alles gut. Wir befinden uns auf dieser Erde in einem Körper und erfahren uns deshalb als begrenzt. Im Inneren sind wir Klangschwingung, wir sind SPANDA, die Klangmutter des Universums. Darin sind wir gleich.

Wir Menschen haben Angst vor dem Tod, weil wir an diesem Körper hängen, trotz vieler Schmerzen und großem Leid. Ich weiß aber, dass ich mehr bin, dass wir mehr sind, und wenn man diese Distanz zu sich selbst herstellen und die Vogelperspektive einnehmen kann, dann ist man mit allem verbunden.

Was fühlt man, wenn man sich mit allem verbunden fühlt? Wenn man fühlt, dass man von Liebe umgeben ist? Dann hört man auf, sich mit dem Ego zu identifizieren, man hört auf unzufrieden zu sein und hört auch auf, illusionären Zielen nach zu eifern. Wenn man an die Schöpfung glaubt, die uns gemacht hat und uns aus diesem Grunde liebt, dann fühlt und erlebt man sich selbst als unendliche, ausgedehnte Liebe. Man liebt sich selbst. Dies ist außerhalb der Vorstellungskraft. Es ist größer, als das, was wir auf dieser Erde erleben können. Und alles ist gut.

Ich bin am Ende meiner Erzählung.

Ich liebe Euch.
Zita

Nachwort von ***Annette Bokpe***

Wo die Worte enden beginnt die Geschichte

Zita und mich verbinden inzwischen zwölf Jahre, die mir jedoch vorkommen wie ein halbes Leben. Das mag wohl damit zusammenhängen, dass ich mich vor zwölf Jahren auf ein ganz neues Abenteuer einließ und damit mein Leben noch einmal eine entscheidende Wendung nahm. Nicht die erste. Abenteuerlich war es häufiger in meinem Leben. Da hatten Zita und ich schon eine Gemeinsamkeit, die wir offenbar spürten ohne sie ausgesprochen zu haben. Wir verstanden uns sofort. Dabei wussten wir nichts voneinander – oder vielleicht doch? Vielleicht hatten wir ja auch jenseits dieses Lebens schon miteinander zu tun, wer weiß. An so etwas hätte ich noch vor 12 Jahren bestimmt nicht gedacht. Heute kann ich sagen, dass Zita wesentlich dazu beigetragen hat, dass sich mein Denken, meine Wahrnehmung, ja – mein Wissen und mein Bewusstsein entwickelt und so erweitert haben, dass ich alles für möglich halte, wirklich alles.

Im Zusammenhang mit Leben und Energie schreibt Zita in ihrem eindrucksvollen Buch:

»..., weil es dafür auf unserer Erde keine Worte gibt.« Ja, es gibt wirklich nicht für alles Worte, weil sich so vieles außerhalb dessen abspielt, was man in Buchstaben erfassen kann. In Buchstaben erfassen können wir nur das, was wir begreifen. Doch »wir erleben mehr als wir begreifen«, sagte auch der bekannte Atomphysiker Professor Dürr.

Genau das habe ich erfahren. All meine Skepsis gegenüber dem geistigen Heilen (ich habe das im Buch »amazingGRACE« dokumentiert) hat sich aufgrund von Erlebtem relativiert. Für mich selbst kaum zu begreifende Heilergebnisse aufgrund *meiner* Heilarbeit haben mir bewiesen, dass wir Menschen viel mehr sind als das, was wir glauben zu sein. Das, was wir glauben zu sein, wird uns suggeriert, anerzogen, eingetrichtert. Es sind Muster, Glaubenssätze, Konditionierungen, letztlich emotionale Blockaden, die unsere Gedanken steuern und damit unser Leben und unser Handeln bestimmen.

Die Heilerausbildung an der ÉCOLE SAN ESPRIT begeistert mich nach wie vor deshalb so sehr, weil jedem Teilnehmer und jeder Teilnehmerin letztlich das Erfahren der eigenen Kraft vermittelt wird und damit schließlich die Möglichkeit, sich als das zu erleben, was sie sind. Und, wie Zita selbst von sich sagt, ist genau auch das ihr Ziel: die Selbstfindung der Schüler so zu fördern, dass sie sich als göttliche Wesen erkennen. Mit den vielen Gesprächen während unserer gemeinsamen langen Abende im Esszimmer der Villa SAN ESPRIT, auf unseren gemeinsamen Reisen, im Unterricht während der Heilerausbildung an der ÉCOLE SAN ESPRIT und vor allem durch die Art, wie sie lebt und handelt hat Zita mein Denken mit geprägt und meinen Horizont erweitert.

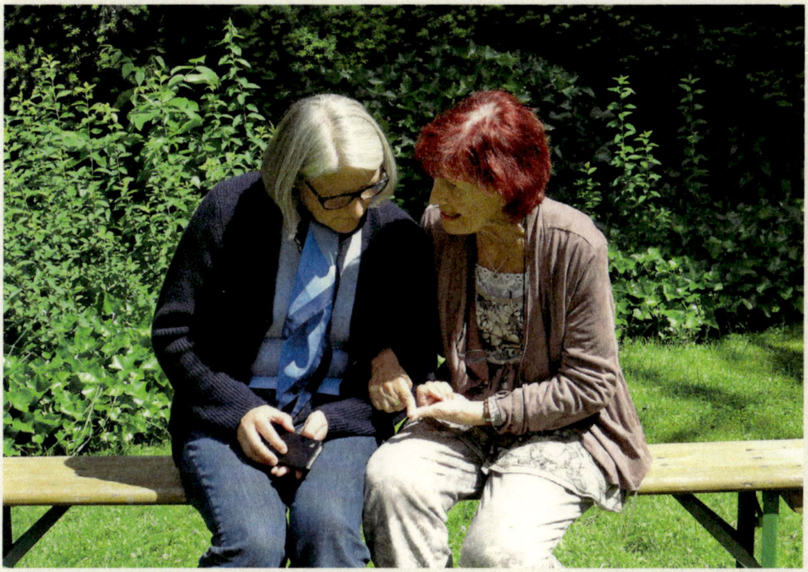

| Annette Bopke und Zita

Ich habe immer bewundert, wie selbstbewusst und sicher Zita lehrt und öffentlich Vorträge hält. Erst vor kurzem bat ich die nun inzwischen 94jährige, mit in einen der Kurse zu kommen, die ich momentan als Dozentin an der École leite. Sie freute sich, wollte einfach dabei sein, zuhören, unter Menschen sein, wie sie es gewohnt war. Als ich ein Thema abgeschlossen hatte, fragte ich Zita, ob sie dazu noch etwas sagen wolle. »Nein«, erwiderte sie, »du hast alles gesagt«. Dann lächelte sie und wir – die Schüler und ich – waren still. Wir wussten: da kommt noch was.

»Ich möchte euch daran erinnern, dass ihr alle großartige Wesenheiten seid«, begann sie schließlich und dann redete sie weiter. Wir alle lauschten gebannt. Wie immer wenn Zita spricht. Keiner möchte von dem, was sie sagt, etwas verpassen. Sie spricht ohne sich zuvor Notizen gemacht zu haben. Egal, worum es geht, ihre Beiträge haben immer eine perfekte Dramaturgie. Aber vor allem haben sie – ja, wie soll ich das ausdrücken? – Strahlkraft. Hinter jedem der wohlgeformten Sätze stecken Erfahrung und Weisheit.

Schon als ich die ersten Seiten von Zitas handschriftlichen Aufzeichnungen zu ihrem Buch in der Hand hatte und lesen durfte, hatte ich wieder das Gefühl, dass hinter jedem Satz, hinter jedem Wort viel mehr ist, als was sich da Schwarz auf Weiß ausdrücken lässt.

Es sind beeindruckende Geschichten, die Zita da aus ihrem Leben erzählt. Es macht Spaß, sie zu lesen. Sie geben Stoff zum Nachdenken.

Viele von Zitas Weisheiten verbergen sich zwischen den Zeilen. Mir kommt es vor, als würde mir nach jedem Abschnitt etwas zugerufen, was da zwar nicht ausdrücklich geschrieben steht, aber doch da ist. Die Geschichte beginnt, wo die Worte enden.

Annette Bokpe

amazinGRACE – Die neue Dimension der Heilung

ANNETTE BOKPE & ANNETTE MÜLLER

Mit journalistischen Eifer, beginnt Annette Bokpe die Ausbildung zur Heilerin um ihre Erlebnisse in einem Buch zu dokumentieren. Voller Vorurteile begleitet sie die Seminare – sicher, doch noch das Haar in der Suppe zu finden. Doch schon nach dem ersten Ausbildungswochenende kann sie mit amazinGRACE® Heilerfolge verzeichnen.

Eingebettet in die Geschichte ihrer Entwicklung von der belustigten Skeptikerin zur amazinGRACE®-Heilerin, erläutert Annette Bokpe gemeinsam mit Annette Müller die Heilmethode und lässt insbesondere Schüler der ÉCOLE SAN ESPRIT® mit ihren Erfahrungen und Erlebnissen zu Wort kommen.

Letztlich erweist sich für Annette Bokpe: Jeder trägt das unglaubliche Potenzial zum Heilen in sich und kann es erfolgreich anwenden.

Annette Bokpe schildert in diesem einzigartigen Buch ihre persönlichen, mitreißenden Erfahrungen auf dem Weg zu ihrer heutigen Berufung: dem Leben und Wirken als begnadete Heilerin. Kommentiert werden die erstaunlichen Erlebnisse und Einsichten, welche sie während ihrer zweijährigen Ausbildung erfährt, von niemand Geringeren als der Begründerin von amazinGRACE® – ihrer Lehrerin und Mentorin Annette Müller. Hierdurch erfährt der Leser verblüffende und wertvolle Einblicke in Themen, die zu den größten Geheimnissen der Menschheitsgeschichte zählen. Ein kompromisslos ehrliches Buch, das neue Dimensionen eröffnet und nachhaltig verzaubert ...

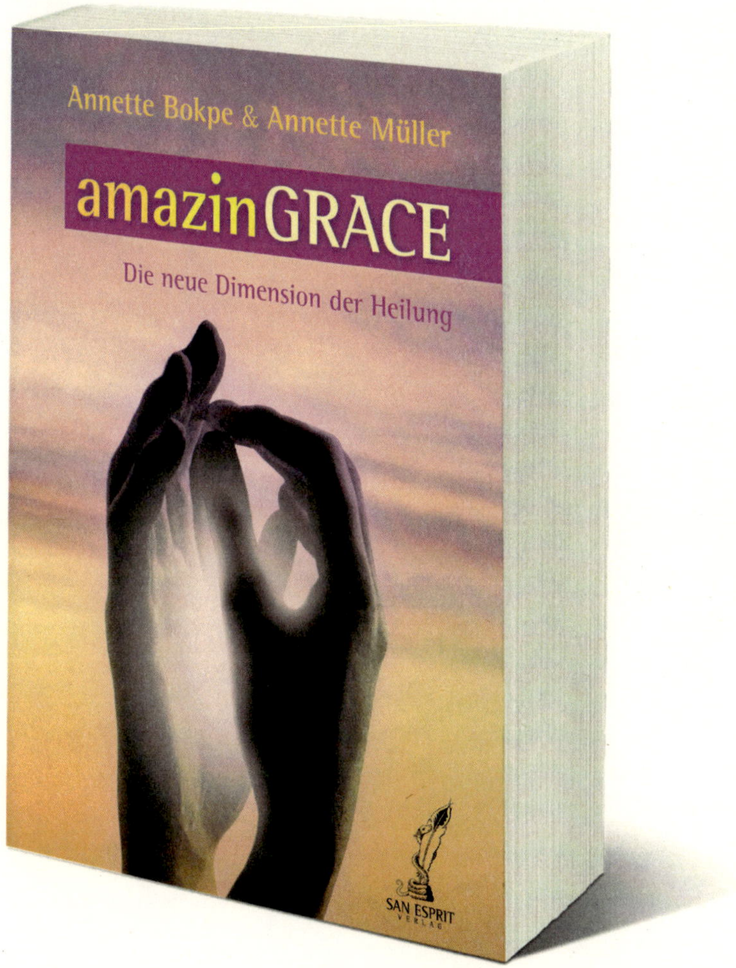
Annette Bokpe & Annette Müller
amazinGRACE
Die neue Dimension der Heilung
SAN ESPRIT

Das Beste aber, das dir begegnen wird, werden die Menschen sein

ANNETTE MÜLLER

Über die wahre Bedeutung des Menschseins
Ein berührendes Buch über faszinierende Begegnungen

Die Autorin Annette Müller leitet lediglich mit einem Prolog in die Lektüre dieses wahrhaft persönlichen Buches ein. Es folgen zwölf berührende Kapitel, in denen Menschen, die der begnadeten Geistheilerin begegnet sind, aus ihrer jeweiligen Perspektive über ihren eigenen Weg zum Geistigen Heilen erzählen.

Diese bewegenden Berichte sind weit mehr als nur Beschreibungen – es sind vielmehr schnörkellose Einladungen, unmittelbar an ganz besonderen Erlebnissen und den damit verbundenen Zweifeln, Ängsten sowie vor allem an der hiermit verbundenen Freude teilzu- haben.

Die Geschichten ermutigen, auf Kräfte zu vertrauen, die in jedem einzelnen von uns schlummern und diese wachzurufen. Das Buch macht uns auf jeder Seite bewusst, dass wir wahrlich Unglaubliches bewirken können, wenn wir alte Pfade und beengende Muster verlassen.

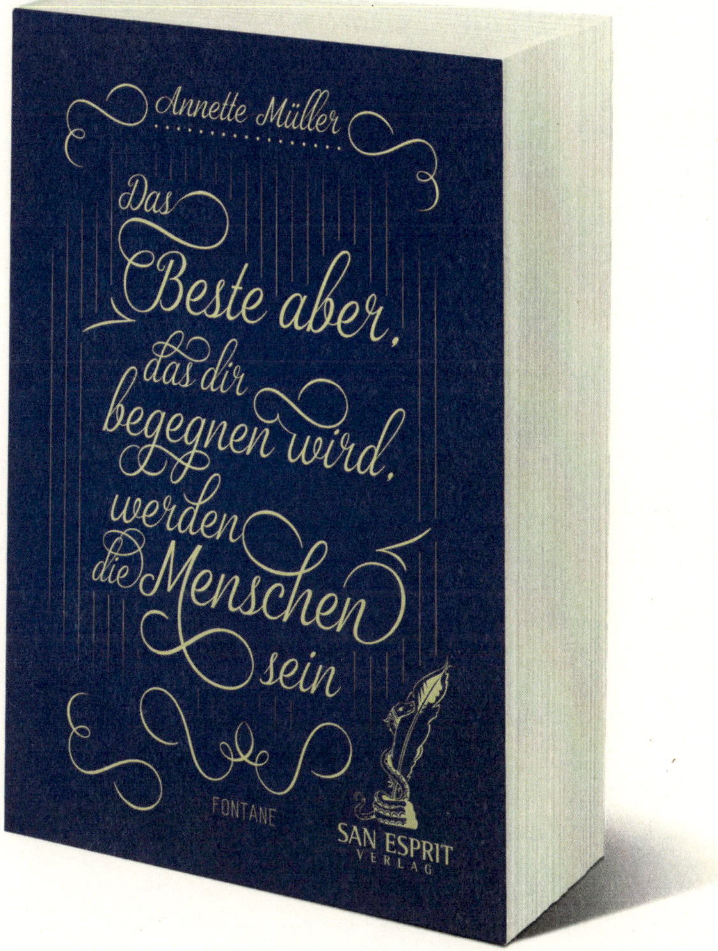

SAN ESPRIT VERLAG

Taschenbuch:

ISBN 978-3-943-09908-9

€ 6,85

Emotion und Psyche – Heilung durch die Kraft der Meister

ANNETTE BOKPE & ANNETTE MÜLLER

Jeder hat sie in sich, die göttliche Energie. Aber kaum jemand ahnt, wie man sie sich zugänglich machen kann. Auch Annette Bokpe war kritisch, als sie von ihrer Freundin und Mentorin Annette Müller erfuhr, wie einfach es sein kann, diese kraftvolle Energie zu nutzen, um damit andere Menschen und sogar sich selbst zu heilen. Die von Annette Müller entwickelten Methoden SKYourself® und amazinGRACE® bergen einen Zugang zu dem Jahrtausende alten Wissen großer spiritueller Meister. Die damit bislang bei vielen Menschen erzielten Heilerfolge sind jenseits der herkömmlichen Vorstellungen unserer Gesellschaft: Psychische Konditionierungen, die uns den Weg zu unserem wahren Selbst verstellen, werden mit SKYourself® aufgelöst.

Aus dem Vorwort von Dr. med. Rüdiger Dahlke:

»Ich kann dieses Buch nur jedem empfehlen, der seinen Horizont und sein Bewusstsein erweitern will. Dieses Buch zielt auf alle, die noch nicht ganz eingeschlafen sind und stattdessen komplett erwachen wollen. Daher gibt es ein ungeheuer großes Potenzial an Lesern, für die dieses Buch einen wichtigen und entscheidenden Impuls auf ihrem Lebensweg darstellen kann.«

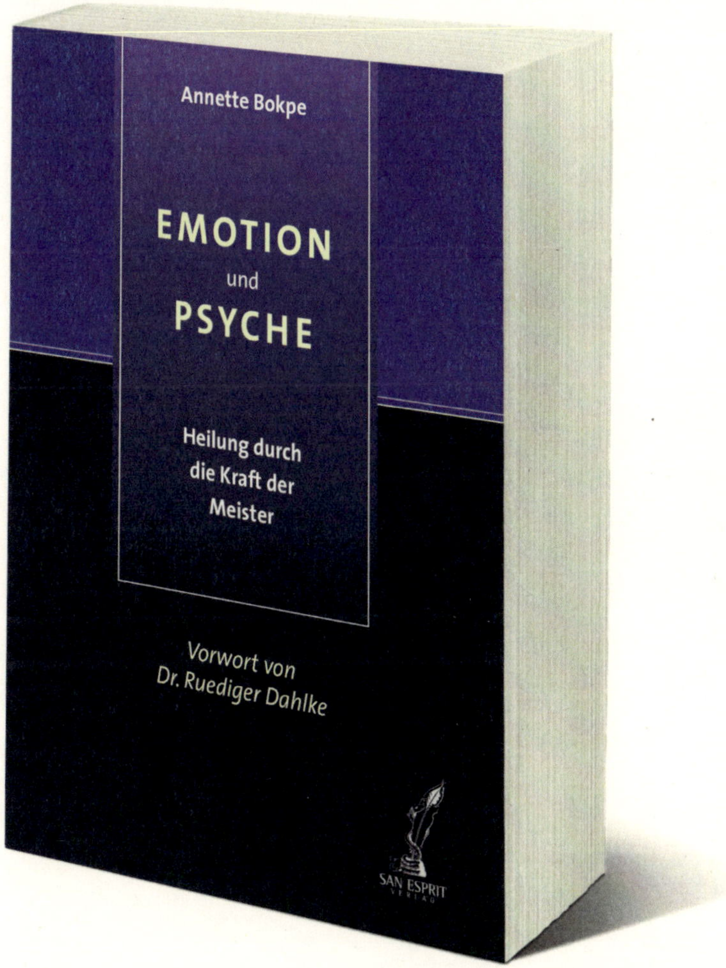
Annette Bokpe
EMOTION
und
PSYCHE
Heilung durch
die Kraft der
Meister
Vorwort von
Dr. Ruediger Dahlke
SAN ESPRIT

...und dann war Vibhu Feuer und Flamme

Text und Idee von ANNETTE MÜLLER
Illustration von ANYA MÜLLER

Vibhu ist zwar nur ein Stück Holz, ein kleines und ganz gewöhnliches, und dennoch schafft das kleine Ding Außergewöhnliches. Es bringt fertig, was selbst so manche Könige, Staatspräsidenten, Supermanager und Superreiche nie schaffen. Sie alle wollen die Spitze erklimmen, dort sein, wo kaum jemand ankommt, dem Himmel ganz nahe sein und sich von der Sonne liebevoll streicheln lassen. Auch Vibhu will das. Aber dieses kleine Holz sieht, wie einsam und kalt es dort oben ist. Wieder zurück auf der Erde, bei sich angekommen, erlebt Vibhu eine Überraschung. Da ist jemand, der in ihm viel mehr als ein Stück Holz erkennt – er kann Vibhu nämlich entfachen und sich an ihm wärmen. Eine Erfahrung, die Vibhus Welt verändert und ein Lebensgefühl, mit dem Vibhu die Welt verändert.

Ursprünglich hatte Annette Müller gar nicht vor, diese Geschichte zu schreiben, um sie einer großen Leserschaft zu präsentieren. Die Autorin wollte lediglich mit einer Parabel verständlich machen, was im Kern ihrer eigentlichen beruflichen Tätigkeit geschieht. Sie ist Leiterin der ersten Fachklinik für geistiges Heilen in Deutschland und Gründerin der Heilerschule *École San Esprit*.

Praktiken und Heilerfolge, die zu Annette Müllers Alltag gehören, haben ihren Ursprung im Wissen alter Meister der Sufi-Tradition, der Veden und in dem, was die Bibel als Heiligen Geist beschreibt. Was Menschen früherer Zeiten und anderer Kulturen mit selbstverständlicher Achtung betrachteten, erscheint vielen heutigen geheimnisvoll und nicht nachvollziehbar.

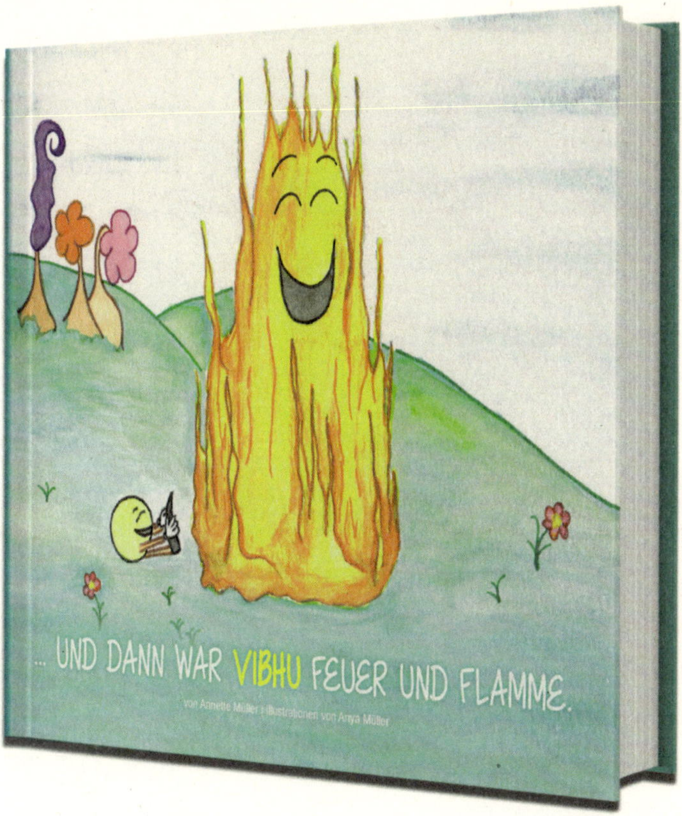

Mit Hilfe ihrer bebilderten Parabel gelingt es der Autorin nicht nur den Kern heilender Arbeit zu erklären. Mit ihrem Bilderbuch lässt sie großen wie kleinen Lesern ein Licht aufgehen. Ein Licht, das erkennen lässt, welche Energie in jedem Menschen schlummert und wie jeder Mensch mit dieser Energie lebendig- und gesundmachend auf andere wirken kann.

SAN ESPRIT VERLAG

Hardcoverbuch:

ISBN 978-3-9430-9906-5

€ 11,95E-Book:

Ich geh den Weg der Wunder

ANNETTE MÜLLER

Durch einen Autounfall aus ihrem geschäftigen Leben als Verlagskauffrau herauskatapultiert und einer darauf folgenden Odyssee durch die Schul- und Alternativmedizin fand Annette Müller den Weg zu einem Geistheiler.

Die Begegnung mit den geistigen Kräften berührte sie so sehr, dass sie diesen Weg der Heilung weiter beschritt und schließlich selbst das Geistige Heilen erlernte. Heute leitet sie die erste stationäre Fachklinik für Geistiges Heilen in Deutschland und die daran angeschlossene Heilerschule *École San Esprit*. In ihrer Autobiographie lässt Annette Müller den Leser Anteil nehmen an ihrem außergewöhnlichen und wechselvollen Leben. Spannend und lebensnah werden die schicksalhaften Ereignisse geschildert, die sie schließlich zur erfolgreichen Geistigen Heilerin werden ließen.

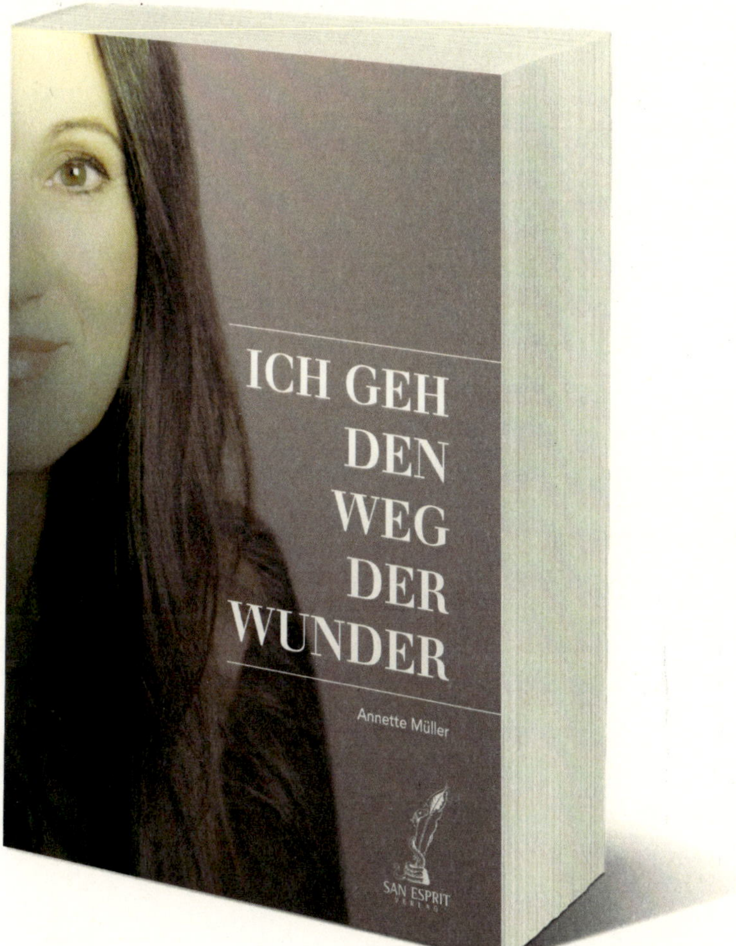
ICH GEH
DEN
WEG
DER
WUNDER
Annette Müller
SAN ESPRIT
VERLAG

Die Trägerin des Lichts

NIKOLA KNECHT

Die weibliche Antwort auf Paulo Coelhos »Handbuch des Kriegers des Lichts«

Inspiriert durch Coelhos spirituelle Selbstreflexionen in seinem Buch entstand im gleichen Schreibstil die weibliche Antwort auf fast jedes Kapitel. Die Autorin empfand seine Verse oft als zu kriegerisch und daher eher entfremdend als gemeinschaftlich versöhnend. Mit diesem poetischen Werk hat Nikola Knecht den fehlenden Part erschaffen; den, der weiblichen, friedfertigen und ausgleichenden Kraft die wir zu einem erfüllenden Leben brauchen.

»Diejenigen, die mit dem Herzen die Erkenntnisse der Trägerin des Lichts lesen, werden spüren, dass es mit dem Herzen geschrieben und mit dem Herzen erfahren wurde. Alles entspringt meinem tiefen gefühlten Verstehen, das in meiner individuellen Selbstverständlichkeit begründet ist.«

Nikola Knecht

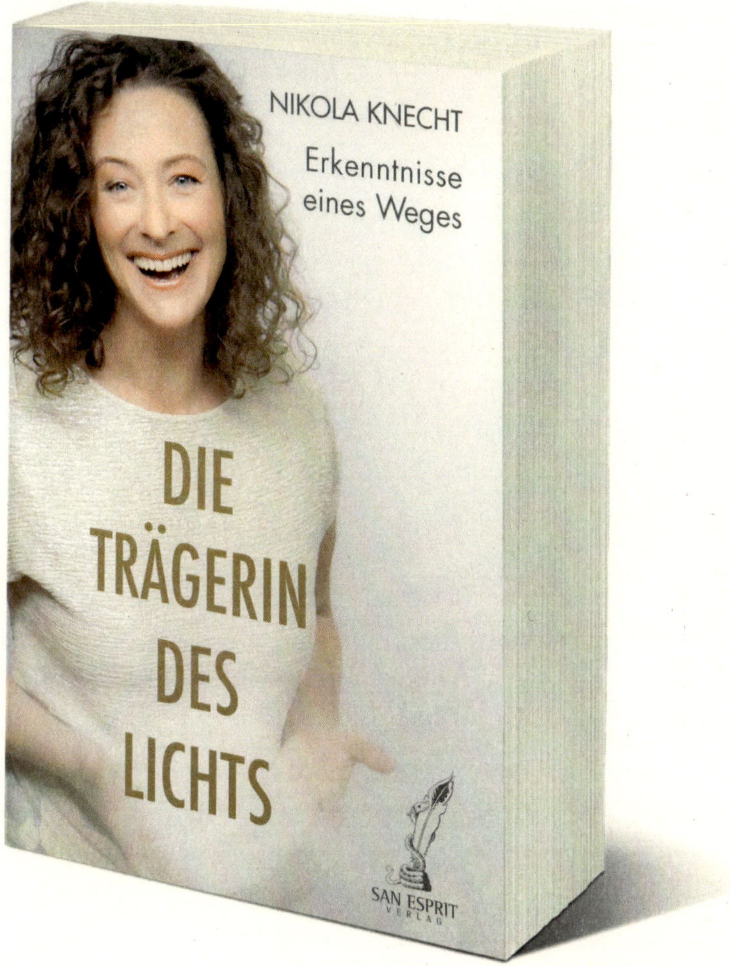
NIKOLA KNECHT
Erkenntnisse eines Weges
DIE TRÄGERIN DES LICHTS
SAN ESPRIT VERLAG

Herz über ins Abenteuer

MAXIMILIAN MEDLITSCH

Was ein bayrischer Wirtschaftsjournalist mit 33 Heilern in Indien erlebt

Wirtschaftsjournalist Maximilian Medlitsch begibt sich auf eine Reise. Er soll 33 Heiler und die Initiatorin des Heiler Ohne Grenzen Camps Annette Müller, auf Schritt und Tritt begleiten um deren Wirken zu beobachten. Der Autor dokumentiert in diesem Buch viele Verwandlungen. Nicht nur die der Heiler und der Geheilten sondern auch seine, also die eines Journalisten, der in seiner Beobachterposition nicht selten an die Grenzen seines Verstandes stösst.

Kurz nach Sylvester, im Januar 2018, befindet er sich mit wagemutigen Heilerinnen und Heilern aus aller Welt auf dem Weg nach Südindien. Dort erlebt er Unglaubliches. Im Rahmen einer medizinischen Studie heilen die Heiler während nur einer Woche mehr als 300 Esperenten und inspirieren tausende weitere Menschen.

Die Aktion der Heiler Ohne Grenzen erlangte über die Stadtgrenzen Pondicherrys hinaus große Bekanntheit. Es entstand ein Dokumentarfilm in deutscher, englischer und französischer Sprache. Für weiteres internationales Aufsehen könnte auch die medizinische Studie sorgen, die vor Ort durchgeführt wurde um die Wirksamkeit der Heilmethode amazin GRACE® zu erforschen. Die Heiler, die schon jetzt als Pioniere gelten, leisteten somit nicht nur einen Beitrag zu einem besseren Leben im Sinne der Menschlichkeit, sondern auch im Sinne der Wissenschaft.

Maximilian Medlitsch taucht mit dem Leser ein in eine Dimension, die nicht von dieser Welt scheint und dennoch Zukunftsvisionen auf fantastische Weise Wirklichkeit werden lässt.